Naturkosmetik
- aus dem Thermomix® -

Einfach, schnell, gesund, schön

44 Rezepte frei von Zusätzen

Erklärung:

Die in diesem Buch aufgeführten Rezepte, Vorschläge und Tipps sind nicht als Ersatz für eine medizinische Behandlung gedacht.

Jede Anwendung der aufgeführten Methoden in diesem Buch geschieht auf eigene Verantwortung des Lesers. Der Autor und alle mit diesem Buch in Zusammenhang stehenden Unternehmen und Personen, können weder Haftung noch Verantwortung für eventuelle Folgen übernehmen, die direkt oder indirekt aus in diesem Buch stehenden Informationen resultieren.

Dieses Buch steht in keinem Zusammenhang mit der Vorwerk Deutschland Stiftung & Co. KG Geschäftsbereich Thermomix ®. Es ist aus meiner langjährigen Erfahrung mit PALEO und der Begeisterung für den THERMOMIX ®entstanden.

4. Auflage 201/

Die erste Auflage wurde 2015 unter folgender ISBN veröffentlicht:
ISBN-13: 978-1517571450   ISBN-10: 1517571456

Coverdesign und Grafikbearbeitung: Visual Addiction - http://visualaddiction.at/de/

Was wurde in der 4. Auflage geändert:

Ein neu gestaltetes Buchcover.⁇

Danksagung: Dieser Dank gilt meiner Frau, die sich unermüdlich an diesem Projekt beteiligt hat und viele der Produkte und Ergebnisse getestet hat.

INHALT

PALEO - KOSMETIK

Paleo ist für mich keine Diät, sondern eine Lebenseinstellung in allen Bereichen meines Lebens.

Es geht zum einen darum, sich so natürlich und gesund wie möglich zu ernähren und zum anderen sich auch in anderen Lebensbereichen Gedanken zu machen, in wie weit man den Chemiekonsum, der ja auch durch die Anwendung von Kosmetik gefördert wird, einzuschränken oder sogar ganz zu reduzieren.

Das kann man, indem man kosmetische Produkte durch natürliche Alternativen ersetzt. Dass heißt nun aber nicht unbedingt die teure kosmetische Produktpalette als Alternative zu nutzen, nein, „Paleo-Kosmetikartikel" lassen sich sehr einfach und kostengünstig selber herstellen.

Nachteile und Vorteile der selbst gemachten Kosmetik

Der **einzige** Nachteil an der selbst gemachten Kosmetik ist, dass sie eben selbst gemacht werden muss. Dies ist ganz sicherlich zeitaufwändiger, als mal eben einen Tiegel im Geschäft einzupacken. Aber ist das wirklich ein Nachteil? Gerade durch die Zubereitung mit dem Thermomix sparen Sie wertvolle Zeit. Ist das selbst gemachte nicht viel wertvoller, als das gekaufte? Und der Zeitaufwand relativiert sich dann auch wieder, wenn man die Zeit mit einrechnet, die es braucht, um das Geschäft zu erreichen.

Sie wissen, was drin ist

Wer seine Kosmetik selbst macht, weiß, was in ihr steckt. Sie entscheiden sich für jeden Rohstoff selbst. Sie entscheiden über den Aufwand, den Sie betreiben, um Ihre Kosmetik selber zu machen.

Die nächsten Seiten zeigen, wie die Herstellung von natürlicher Kosmetik in Verbindung mit dem Thermomix, nicht nur einfach sondern auch schnell umsetzbar ist.

Wichtig: Bitte testen Sie die fertigen vorher Produkte auf einer kleinen Hautstelle, bevor Sie mit dem Auftragen auf Gesicht oder Körper beginnen, da auch selbst gemachte Naturkosmetik Unverträglichkeiten auslösen kann.

Wenden Sie die Produkte bitte nicht bei offenen Hautstellen an.

HALTBARKEIT UND SAUBERKEIT

HALTBARKEIT

DIY Naturkosmetik sollte in Sachen Haltbarkeit wie ein Lebensmittel angesehen werden. Je frischer die verarbeiteten Zutaten, desto schneller sollte dieses Produkt verbraucht werden. Halten Sie sich bei der Frage nach der Haltbarkeit also am besten immer an die Zutat, die am schnellsten verdirbt.

Wenn Sie also frische Lebensmittel für eine pflegende Maske verwenden, so können Sie dies maximal eine Woche im Kühlschrank lagern. Bei Produkten, die nur aus Buttern und verschiedenen Pflanzenölen bestehen, sieht das schon wieder anders aus. Diese können Sie bis zu einem Jahr aufbewahren.

Sollten Sie jedoch merken, dass sich der Geruch oder die Konsistenz Ihres Produktes ändern, dann entsorgen Sie diese bitte!

SAUBERKEIT

Waschen Sie Ihre Hände gründlich bevor Sie mit der Zubereitung Ihrer Naturprodukte beginnen. Reinigen Sie den Thermomix und alle zusätzlichen Geräte, die Sie verwenden möchten gründlich.

Flaschen und Gläser, die Sie verwenden möchten können Sie im Vorfeld schon wie folgt reinigen und abkochen:

1. 500ml Wasser in den Mixtopf geben, Gareinsatz einhängen;

2. in den Gareinsatz geben Sie die Deckel und kleinere Utensilien

3. die Gläser und Flaschen werden einfach in den Varoma gelegt und …

4. für **15:00 Minuten/ Varoma / Stufe 1** gereinigt

Die Reinigung Ihres Thermomixes NACH der Nutzung führen Sie wie folgt durch:

1. 1 Liter Warmes Wasser in den Mixtopf geben und **30 Sekunden/ Stufe 6** spülen. Und mit einer geeigneten Spülbürste nacharbeiten.

Wenn Sie mit Wachsen arbeiten, ist es notwendig den Mixtopf mit warmem Wasser zu reinigen. Gehen Sie dafür wie folgt vor:

1. 2 Liter Wasser in den Mixtopf geben **10:00 Minuten/ 90°/ Stufe 2** erwärmen, bis sich alles gelöst hat und dann zügig ausspülen.
Bei hartnäckiger Verschmutzung geben Sie einfach noch 10g Baking Soda in den Mixtopf

INHALTSSTOFFE

Um Naturkosmetik mit dem Thermomix herstellen zu können, benötigen Sie keinen Apothekerschrank voll Zutaten, für den Anfang reichen hier Kokosöl, Olivenöl, Meersalz, ein ätherisches Öl (Duft Ihrer Wahl), Bienenwachs und Kakaobutter. Mit der Zeit und wachsender Begeisterung werden die Zutaten sicher etwas mehr werden…

Ich möchte Ihnen einige Rohstoffe und deren Eigenschaften auflisten und deren Eigenschaften kurz vorstellen:

Bei der Zubereitung der Rezepte achte ich stets darauf, dass diese auch paleo- konform sind. Ich verwende also keinen Alkohol oder Emulgatoren.

ÄTHERISCHE ÖLE

… werden aus Blüten, Blättern, Harzen, Wurzeln oder Früchten gewonnen. Diese duftenden pflanzlichen Wirkstoffe sind hoch konzentriert und haben eine beträchtliche Wirkung auf Körper und Geist. Setzen Sie diese Öle daher mit Vorsicht ein. Tragen Sie ätherische Öle nur verdünnt und nie direkt auf die Haut auf.

Für Gesichtspflegeprodukte nutzen Sie bitte max. 10 Tropfen/ 100ml.
Für Produkte zur Körperpflege verwenden Sie bitte max. 20 Tropfen/ 100ml.
Stark reizende Öle (wie Zimt oder Teebaumöl) verwenden Sie bitte sehr sparsam.

BASISÖLE

… sind rein pflanzliche Produkte und bilden die Grundlage für do-it-yourself Naturkosmetik. Hier ein paar typische Basis-Öle:

Mandel-Öl
…ist eines der wertvollsten Basisöle, das in der Naturkosmetik Verwendung findet. Es eignet sich nicht nur für jeden Hauttypen, es kann sogar zur Säuglingspflege genutzt werden. Durch seine beruhigende Wirkung ist es ideal für sensible Haut. Mandelöl sollte licht – und sauerstoffgeschützt aufbewahrt werden, da es sehr leicht ranzig wird.

Sesam-Öl
… ist ein ideales Massageöl, da es wärmt. Es fördert nicht nur die Durchblutung sondern es fördert auch die Regeneration der Haut. Für trockene Haut wird es gern genutzt, da Sesamöl **gut einzieht und einen** sanften Schutzfilm hinterlässt.

Oliven-Öl
… zieht nur langsam in die Haut ein und hinterlässt einen leichten Film. Somit ist das fettende Olivenöl gut geeignet für trockene, spröde Haut.

Kokos-Öl
… sorgt für weiche Haut und glänzendes Haar, es bekämpft unreine Haut. Kokosöl entspannt die

Gesichtshaut, verleiht einen frischen Teint, regeneriert Haut und Haare. Es kühlt, beruhigt die gestresste Haut, macht sie zart und geschmeidig.

Konsistenzgeber

… nennt man die Stoffe, die dafür sorgen, dass alles etwas „fester" wird.

BIENENWACHS

… ist ideal bei trockener oder gereizter aber auch spröder Haut., denn es bildet einen feinen Schutzfilm der vor Witterungseinflüssen und Feuchtigkeitsverlust schützt.

PALEOMIX TIPP: als Veganer nutzen Sie bitte Carnauba-, Jojoba- oder Beerenwachs

CARNAUBAWACHS

… ist eine vegane Alternative zum Bienenwachs. Carnaubawachs, verwendet in Pflegeprodukten, reduziert durch sein sehr gutes Ölbindevermögen das fettige Gefühl auf der Haut. Produkte mit Carnaubawachs bleiben auch bei sommerlichen Temperaturen formstabil.

KAKAOBUTTER

…pflegt sehr trockene, rissige Haut. Kakaobutter macht selbst gereizte und reifere Haut zart und anschmiegsam. Diese Pflanzenbutter besteht zu einem großen Teil aus ungesättigten Fettsäuren und enthält Vitamin K und E. Verwenden Sie sie nur sorgfältig, wenn Sie fettige Haut haben.

SHEABUTTER

… kann sowohl pur auf die Haut aufgetragen, als auch als Konsistenzeber verwendet werden. Sie hilft aufgrund ihrer schützenden Wirkung selbst bei Neurodermitis oder Schuppenflechte.

Feuchtigkeitsspender

HONIG

… Honig ist ein ideales Produkt zur Hautpflege. Honig verbessert die Elastizität der Haut, verhindert schädliches Bakterienwachstum, fördert die Regeneration des Epithelgewebes und reduziert die Pigmentierung der Haut. Allergiker sollten aufgrund der im Honig enthaltenen Blütenpollen ggf. auf die Anwendung von Honig verzichten.

ALOE VERA

… ist ein zähflüssiges, schleimiges Gel aus dem Frischblatt gewonnen, wird sehr schnell von der Haut aufgenommen. Es kühlt Sonnenbrand und Insektenstiche und heilt dank seiner antibakteriellen Wirkung sogar Wunden.

FRISCHE ZUTATEN

… achten Sie hier bitte auf regionale, saisonale und vor allem frische Produkte. Verwenden Sie wann immer und wo immer es möglich ist Produkte min BIO Qualität.

Sonstige Zutaten:

BACKSODA

… wird als exzellenter Geruchskiller in Deodorants verwendet. In Bade- oder Duschbomben macht man sich die Schaumbildung zu nutze.
ACHTUNG: Verwechseln Sie Back Soda NIEMALS mit WASCH – SODA (das ist zum Wäschewaschen, hautreizend und findet keine Anwendung in der Naturkosmetik!!

VITAMIN E

… wirkt in Hautpflegeprodukten entzündungshemmend, lindert Juckreiz, beschleunigt die Wundheilung. Vitamin E soll außerdem die Bildung von Altersflecken reduzieren und vorzeitiger Hautalterung Vorbeugen.

DIE SYMBOLE - EINE KLEINE LEGENDE –

- DAS LAGERFEUER -

Bei jedem Rezept finden Sie Lagerfeuersymbole, diese zeigen auf, wie zeitaufwändig das jeweilige Rezept ist von einem Lagerfeuer (weniger als 10 Minuten) über zwei Lagerfeuer (weniger als 30 Minuten) bis zu drei Lagerfeuer (mehr als 30 Minuten). Somit können Sie die Vorbereitung Ihrer Party oder Ihres Grillabends einfacher planen.

Zeitaufwand für dieses Rezept - weniger als 10 Minuten

Zeitaufwand für dieses Rezept – weniger als 30 Minuten

Zeitaufwand für dieses Rezept – mehr als 30 Minuten

Ist ein Lagerfeuer in Klammern, dann bedeutet das, die Zubereitungszeit kann aufgrund äußerer Umstände etwas variieren.

Viel Spass beim Ausprobieren

KÖRPERBUTTER UND VERSCHIEDENE ÖLE

Beachten Sie bitte bei den folgenden Körperbutterrezepten, dass es bei den verschiedenen Wachssorten zu Qualitätsunterschieden kommen kann. Das kann unter anderem dazu führen, dass eine individuelle Anpassung der Schmelztemperatur oder der Schmelzzeit erforderlich ist. Beobachten Sie hierzu durch die Mixtopfdeckelöffnung die Konsistenz des Wachses und passen entweder die Temperatur oder die Zeit an.

PALEOMIX TIPPS:

Bitte die Körperbutter kühl lagern, denn je nach Umgebungstemperatur kann sie sich wieder etwas verflüssigen.

Eine sehr lange Haltbarkeit kann gewährleistet werden, wenn die Körperbutter nur mit trockenen, sauberen Fingern oder einem Spatel aus dem Behältnis genommen wird.

Werden ätherische Öle genutzt, sollte die Butter nicht zur Lippenpflege genutzt werden.

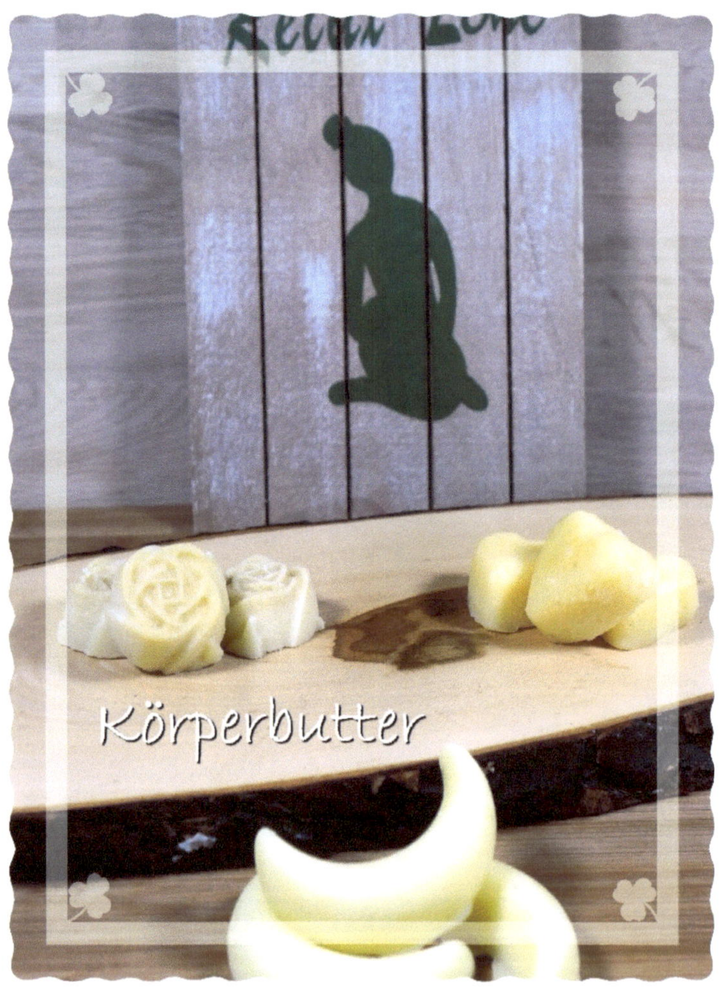

Lemongrass Kokos Körperbutter

Lemongrass belebt nicht nur Körper und Geist, es strafft, formt und festigt das Bindegewebe. Kakaobutter enthält wichtige Vitamine, Aminosäuren und Mineralstoffe und ist bei trockener Haut sehr zu empfehlen.

Je nach Größe der Form ergibt dieses Rezept 8-10 Stück

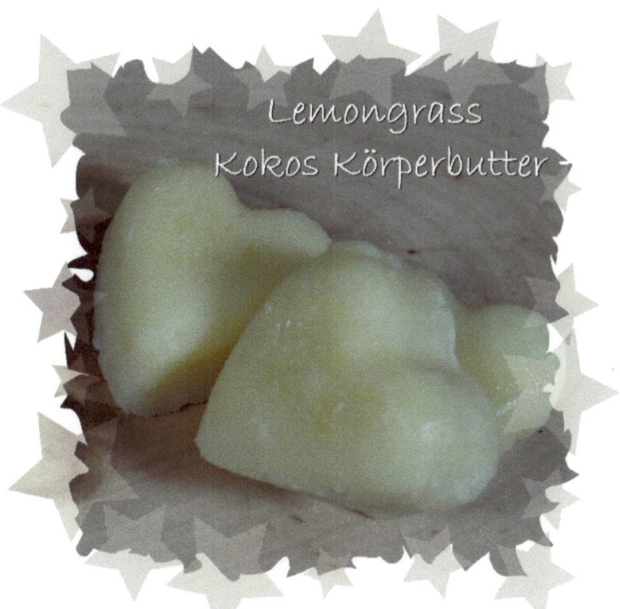

ZUTATEN:

50g Kakaobutter (schmilzt bei ca. 35° C)
15g Kokosöl
5 Tropfen ätherisches Lemongrassöl
Tipp: kleine Backformen oder Eiswürfelformen verwenden

ZUBEREITUNG:

Kakaobutter und Kokosöl in den Mixtopf geben und **5:00 Minuten/ 50° /Stufe 1** erwärmen

1. ätherisches Öl hinzugeben, **10 Sekunden/ Stufe 3** vermischen

2. die noch warme Masse in die Formen umfüllen und für 1 Stunde in den Kühlschrank stellen – fertig…

Anwendung:

Ein Stück Körperbutter über die Haut streichen, durch die Körperwärme beginnt die Körperbutter zu schmelzen und hinterlässt ein angenehm pflegendes Hautgefühl.

Bio Körperbutter 🔥(🔥🔥)

Diese Körperbutter ist ideal, um die Haut mit ausreichend Feuchtigkeit zu versorgen.
Je nach Größe der Form ergibt dieses Rezept 10 – 15 Stück

ZUTATEN:

55g Mandelöl

30g Kokosöl

20g Kakaobutter

15g Bienenwachs

5 Tropfen Vitamin E Öl (zur Pflege der Haut und für längere Haltbarkeit)

optional 5 Tropfen Teebaumöl (antibakterielle Wirkung)

ZUBEREITUNG:

1. alle Zutaten bis auf das Teebaumöl in den Mixtopf geben und **6:00 Minuten/ 65° / Stufe 1,5** erwärmen

2. wenn Teebaumöl Verwendung findet, den Mixtopfinhalt abkühlen lassen – Teebaumöl hinzugeben und **10 Sekunden/ Stufe 3** vermischen

3. Anschließend die Körperbutter in gewünschte Behältnisse umfüllen und für 1 Stunde in den Kühlschrank stellen – fertig…

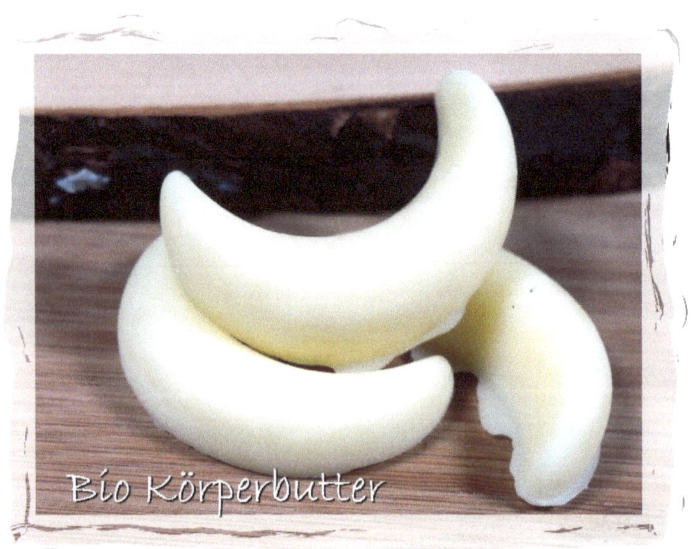

ANWENDUNG:

Ein Stück Körperbutter über die Haut streichen, durch die Körperwärme beginnt die Körperbutter zu schmelzen und hinterlässt ein angenehm, pflegendes Hautgefühl.

Kokosöl Körperbutter 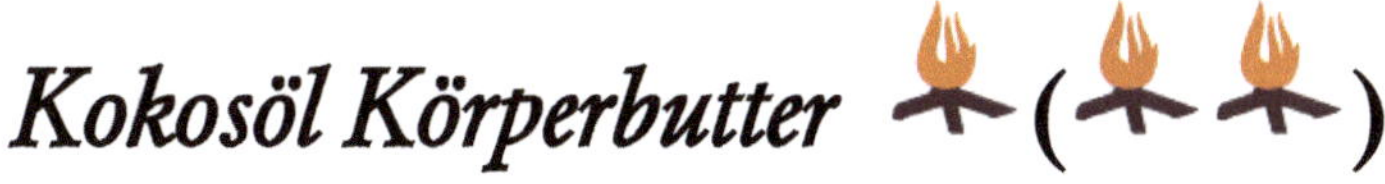

Diese Körperbutter ist ideal bei trockener Haut.
Je nach Größe der Form ergibt dieses Rezept 8-10 Stück

ZUTATEN:

30g Bienenwachs
140g Kokosöl
60 Tropfen ätherisches Öl

ZUBEREITUNG:

1. Kokosöl und Bienenwachs für **6:00 Minuten/ 65°/ Stufe 1** erhitzen

2. ätherisches Öl hinzugeben und **10 Sekunden/ Stufe 3** vermischen

3. in entsprechende Behältnisse umfüllen und abkühlen lassen

ANWENDUNG:

Ein Stück Körperbutter über die Haut streichen, durch die Körperwärme beginnt die Körperbutter zu schmelzen und hinterlässt ein angenehm, pflegendes Hautgefühl.

PALEOMIX INFO:

Kokosöl enthält wertvolle Fettsäuren das antioxidative Vitamin E. Somit verzögert es die Hautalterung. Es hinterlässt einen schönen Glanz (aber keinen Fettfilm) auf der Haut.

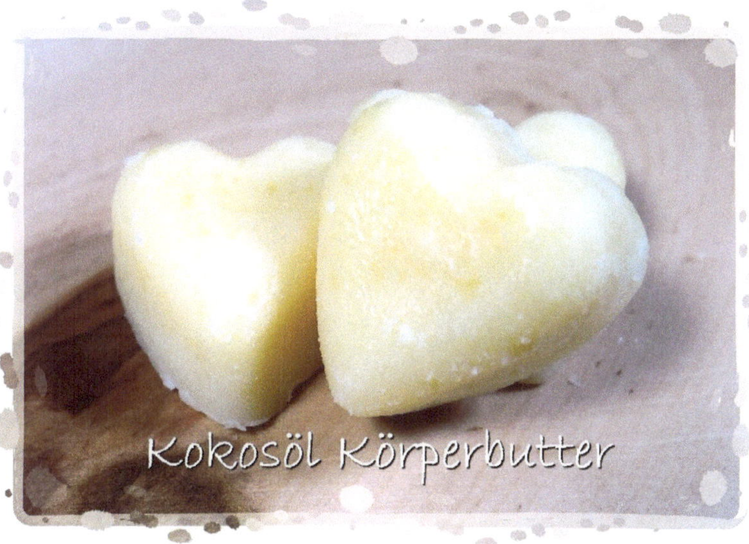

Bodylotion aus Kakaobutter und Kokosöl 

Mit diesem Rezept können Sie eine natürliche Körperbutter mit festerer Konsistenz zubereiten.
Je nach Größe der Form ergibt dieses Rezept 15 - 20 Stück

ZUTATEN:

60g Kokosöl
15g Mandelöl
125g Kakaobutter (in Stücken)
15g Carnaubawachs (gibt es in der Apotheke)
Duftöl nach Belieben (10 – 15 Tropfen)

ZUBEREITUNG:

1. Carnaubawachs in den Mixtopf geben und **5:00 Minuten/ 98°/ Stufe „Rührlöffel"** schmelzen (ggf. mit dem Spatel alles nach unten schieben)

2. Kokosöl und Kakaobutter hinzugeben – **3:00 Minuten/ 60°/ Stufe 1** erwärmen

3. Mandelöl und Duftöl hinzugeben und alles für **10 Sekunden/ Stufe 8 -10** vermischen

4. in die gewünschte Form füllen und für mindestens 2 Tage ruhen lassen

ANWENDUNG:

Unter der Dusche, den Körper mit der Körperbutter einreiben und mit Wasser wieder abspülen. Vorsicht! - Die Dusche kann während der Nutzung rutschig werden.

PALEOMIX INFO:

Carnaubawachs ist frei von Duftstoffen, was für Allergiker bedeutsam sein kann. Er besitzt eine helle gelbliche bis grünliche Farbe und ist das härteste bekannte natürliche Wachs. Sein sehr hoher Schmelzpunkt von 80 bis 87 °C hält es auch in warmen Räumen und bei Sonneneinstrahlung stabil.

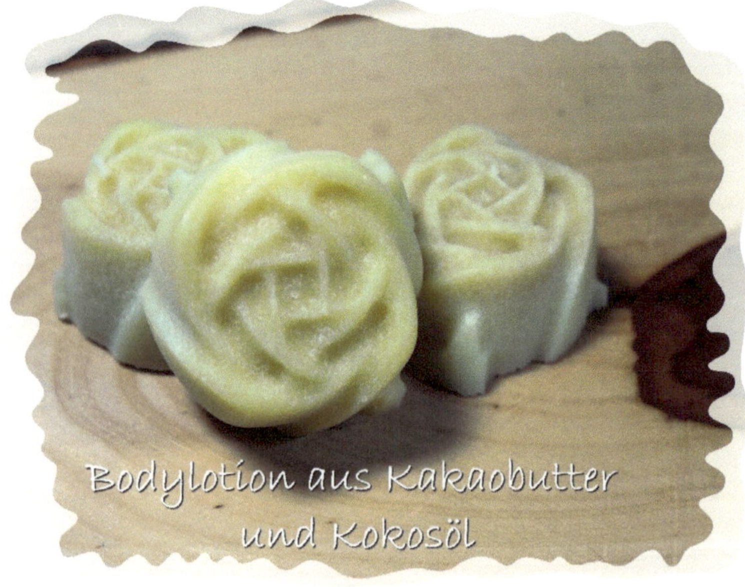

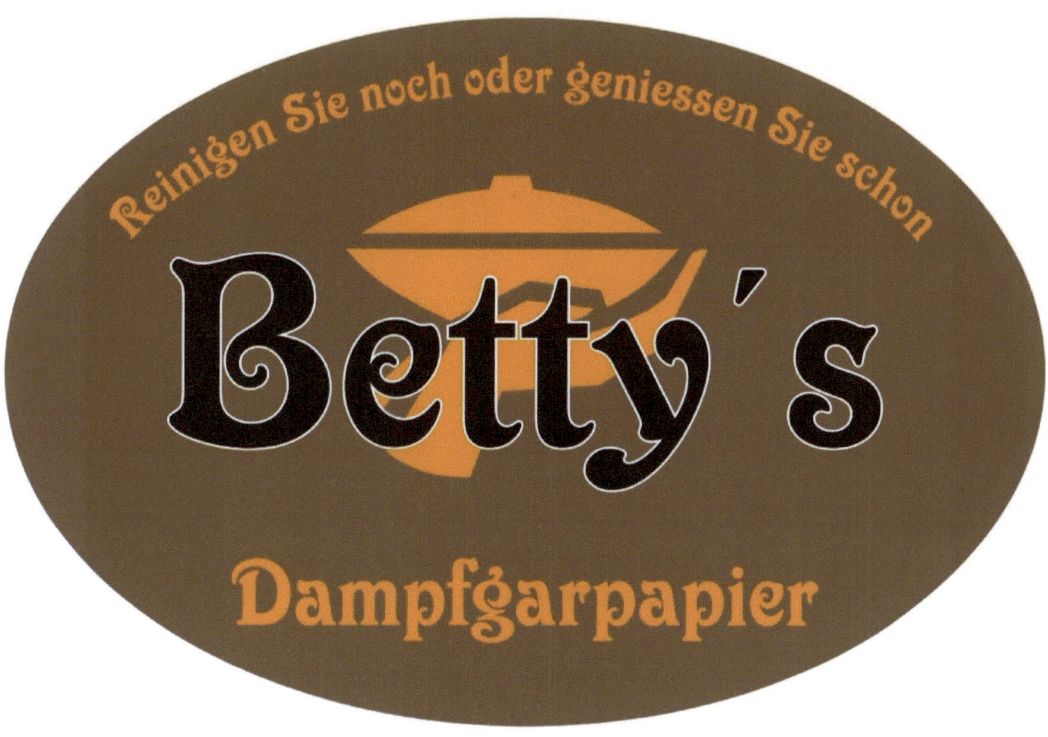

handgefertigt

beidseitig verwendbar

kein Anhaften, Einfetten oder Reinigen

**geeignet für Thermomix®
(TM5® und TM31)und
Monsieur Cuisine (plus)**

naturbraun

ungebleicht

kein Überlaufen

http://amzn.to/2prIlmN

Schwangerschaftsmassageöl

Schon früh in der Schwangerschaft ist es wichtig dass man oder auch MANN die stets wachsende Babykugel regelmäßig eincremt oder einölt.

Veranlagung, Bewegung, Ernährung und viel Wasser trinken spielen zwar denke ich eine große Rolle, aber es ist auch sehr nett, seinem Baby und sich die Aufmerksamkeit zu gönnen.

Meine Frau hatte im Verlauf der Schwangerschaft einige Schwangerschaftsöle ausprobiert, der Großteil davon klebt und riecht nicht sehr angenehm! Da entschieden wir uns, lieber selber etwas zu probieren und zusammenzumischen.

ZUTATEN:

50g Zitrusöl (stärkt die Gefäßwände)
50g Lavendelöl (beruhigend)
50g Kamillenöl (beruhigend)
50g Calendulaöl (heilend)

ZUBEREITUNG:

1. Alle Zutaten in den Mixtopf geben und **10 Sekunden/ Stufe 3** vermischen

2. in eine Flasche umfüllen

3. Vor dem Gebrauch schütteln.

PALEOMIX TIPP:

Sie möchten lieber eine Salbe? Dann gehen Sie wie folgt vor:

Geben Sie zusätzlich zum Ölgemisch noch 5g Bienenwachs in den Mixtopf und erhitzen alles für **6:00 Minuten/ 65°/ Stufe 2**

Wenn dieses Gemisch vollkommen geschmolzen ist, füllen Sie alles in Gläser um.
Lassen Sie es vor der ersten Anwendung mehrere Stunden durchhärten.

Fußbutter 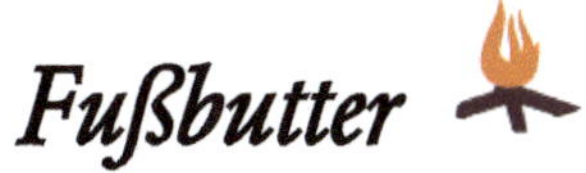

Diese Fußbutter ist ideal, um Ihren Füssen einmal eine kleine pflegende Auszeit zu gönnen. Am besten tragen Sie sie abends auf, ziehen Baumwollsocken über und freuen sich am nächsten Morgen über samtweiche Füße!

Wenn Sie möchten können Sie die Creme auch für den ganzen Körper nehmen, sie ist allerdings sehr reichhaltig und eher was für ganz trockene Haut.

Dieses Cremerezept macht sich auch gut als Cremegrundlage, die zum Experimentieren einlädt!

ZUTATEN:

5g Bienenwachs oder Carnaubawachs
200g Rosenöl
evtl. 10 Tropfen ätherisches Rosenöl
ein leeres Glas oder eine Dose, mit 200 ml Fassungsvermögen

ZUBEREITUNG:

1. Wachs und Öl in den Mixtopf geben und **6:00 Minuten/ 65°/ Stufe 1,5** erwärmen

2. in ein Schraubdeckelglas umfüllen und abkühlen lassen

PALEOMIX INFO:

Diese Creme hält sich gut ein Jahr.

Massagebutter 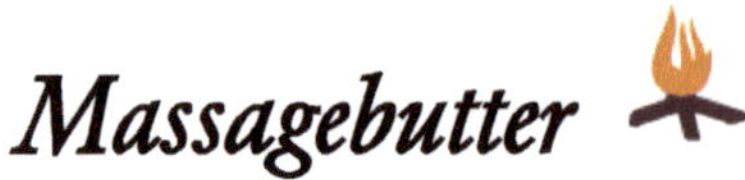

Neben dem pflegenden Effekt kann man diese Massagebutter auch ideal als ein tolles Mitbringsel zu Geburtstagen oder bspw. zum Muttertag verwenden.

ZUTATEN:

50g Kakaobutter
20g Bienenwachs
50g Öl Ihrer Wahl (siehe PaleoMIX INFO)
opt. 20 Tropfen ätherisches Öl

ZUBEREITUNG:

1. Kakaobutter, Bienenwachs und das Vorzugsöl in den Mixtopf geben
   und **6:30 Minuten/ 65°/ Stufe 2** erwärmen

2. Im Anschluss nach Belieben ätherisches Öl hinzugeben und **5 Sekunden/ Stufe 4** vermischen

3. in gewünschte Formen gießen und mindestens 4 Stunden aushärten lassen.

PALEOMIX TIPP:

Ab ca. 37 Grad fangen die Butterstücke wieder an zu schmelzen. Sie sollten daher an einem trockenen, kühlen Ort aufbewahrt werden (nicht auf der Fensterbank…).

PALEOMIX INFO:

Je nachdem, was es für eine Massagebutter werden soll, können Sie folgende Öle kombinieren, oder auch einzeln verwenden.

Zur Entspannung: Lavendel, Rose
Zur Erfrischung: Zitrone, Pfefferminz
für Empfindliche Haut: Calendula, Sanddorn oder Kamille
Bei Muskelkater und Schmerzen: Arnica, Rosmarin

Für die Dame bieten sich die folgenden Mischungen an:

Für den Herren gibt es u.a. diese Mischungen:

Rosenöl mit ätherischem Sandelholzöl,
Sanddornöl mit ätherischem Vanilleöl,
Lavendelöl mit ätherischer Pfefferminze

Zitrusöl mit ätherischem Sandelholzöl,
Pfefferminzöl pur
Arnicaöl mit ätherischem Rosmarinöl.

Karottenöl 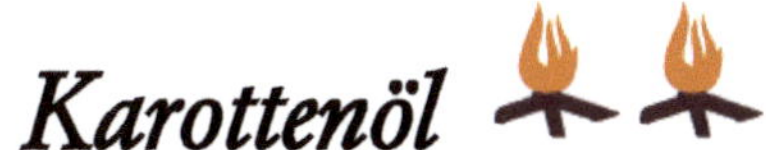

Sie bekommen gerne einmal Sonnenbrand, vor allem im Gesicht, an den Schultern und Knien? Dann ist dieses Karottenöl ein schönes Mittel zur Vorbeugung, das wenig kostet und auch die Kleinsten mitnutzen können.

ZUTATEN:

200g kaltgepresstes Sesamöl
1 mittelgroße Karotte

ZUBEREITUNG:

1. Karotte waschen, schälen und in mittleren Stücken in den Mixtopf geben und **8 Sekunden/ Stufe 8 – 10** zerkleinern.

2. Geben Sie nun das Öl hinzu und **15:00 Minuten/ 80°/ Stufe 2** erwärmen

3. Das Öl- Karottengemisch durch ein Geschirrtuch abseihen und in Flaschen füllen.

ANWENDUNG:

Einfach nach dem Gang in die Sonne einmassieren oder als Selbstbräuneröl (ohne chemische Zusätze) verwenden.

PALEOMIX TIPP:

Achten Sie darauf, das Öl sehr sparsam zu nutzen (ein Tropfen fürs Gesicht reicht, evtl. 1:10 mit purem Sesamöl verdünnen) und bitte nur auf die feuchte Haut auftragen. Sonst verfärbt es unter Umständen Hemdkragen, Kopfkissen, etc.

DIY Sonnenöl 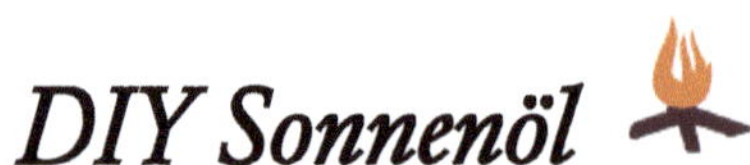

Das wichtigste zuerst: Sonne ist gesund! Vitamin D ist gut für Haut und Gemüt. Zuviel davon ist allerdings schmerzhaft und kann zu bösem Sonnenbrand und gar Hautkrebs führen!
Ich war schon länger auf der Suche nach etwas schützendem für die ganze Familie. Es soll gut riechen, schnell einziehen und auch etwas wasserfest sein. Sonnenmilch ohne bedenkliche Zusätze ist gar nicht so einfach zu finden.

ZUTATEN:

für halbfeste Sonnenmilch:
50g Kakaobutter
100g Sesamöl
30g selbst gemachtes Karottenöl oder 20 Tropfen Karottenkernöl
5g geriebenes Bienenwachs oder Carnaubawachs

ZUBEREITUNG:

1. Wiegen sie alle Zutaten in den Mixtopf, für **6:30 Minuten/ 65°/ Stufe 1,5** erwärmen

2. in ein Schraubdeckelglas o.ä. füllen und ca. eine Woche aushärten lassen

PALEOMIX INFO:

Diese Sonnenmilch hat einen SPF- Wert von ca. 25, sollte häufig und großzügig aufgetragen werden und kann von der ganzen Familie genutzt werden.

Wenn Sie einen stärkeren Sonnenschutz brauchen, mischen Sie einfach etwas Himbeerkernöl (natürlicher SPF 50) bei.
Karottenöl enthält Vitamine A und E und ist hervorragend für die Zellgeneration
Kakaobutter ist ein natürlicher Sonnenschutz
Sesamöl hält bis zu 30% der UV-Strahlen ab
(Quelle: https://sites.google.com/site/forgetmenotps/natural-sunscreen-oils)

Die Sonnenmilch hält sich mindestens ein Jahr und muss ca. eine Woche aushärten.
Breitkrempige Hüte, lange Ärmel und Hosen aus leichten Stoffen wie Leinen oder Seide schützen zusätzlich.

PALEOMIX TIPP:

Sie möchten das Sonnenöl duftend? Dann mischen Sie 20-30 Tropfen ätherisches Öl unter – wie Lavendel, Vanille oder Pfefferminze; allerdings kein Zitrusöl, dann bekommen Sie erst recht Sonnenbrand!

Ist Ihnen diese Mischung zu fest, dann lassen Sie beim nächsten Mal das Wachs weg.

23

VERSCHIEDENE KOSMETIKA

Vom Deo über Salbe bis hin zur Gesichtscreme, ist in diesem Kapitel alles vertreten. Sie suchen einen natürlichen Insektenschutz oder eine Rasiercreme? Dann werden Sie hier fündig…

DIY Deo – by PaleoMama (www.paleomama.de) 

Dieses Rezept ist für ein einfach, schnell und günstig hergestelltes Deo ohne Aluminium.

ZUTATEN:

70g Wasser
5g Natron
20 – 40 Tropfen ätherisches Öl
(nach Wunsch auch: Teebaumöl, Salbeiöl oder Sandelholz)
1 kleine Sprühflasche (oder Pumpspraybehälter)

ZUBEREITUNG:

1. Wasser, Natron und das Öl in den Mixtopf geben und **20 Sekunden/ Stufe 4** vermischen

2. in ein entsprechendes verschließbares Behältnis umfüllen

PALEOMIX TIPP:

Vor der Verwendung schütteln und innerhalb eines Monats verbrauchen. Salbei/ Limettenöl stoppt die Transpiration; Teebaumöl verhindert das Ansiedeln oder Einnisten von Pilzen oder Bakterien;

DIY Deo II 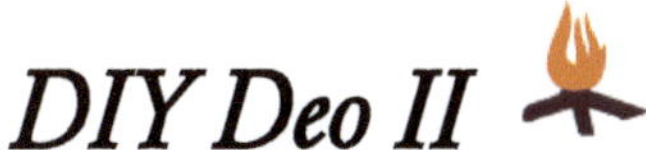

Für ein Deo, das Ihnen 24 Stunden angenehme Frische sichern kann, werden folgende Zutaten genutzt:

ZUTATEN:

30g Kokosöl
20g Tapiokastärke
10g Natron
10 Tropfen Salbeiöl (oder Limettenöl)
2 Tropfen Teebaumöl
für eine festere Mischung 20g Bienenwachs

ZUBEREITUNG:

1. Kokosöl in den Mixtopf geben und **2:00 Minuten/ 50° /Stufe 1** erwärmen

2. alle weiteren Zutaten in den Mixtopf geben und **20 Sekunden/ Stufe 3** vermischen.

3. in ein gut verschließbares Behältnis umfüllen.

PALEOMIX TIPP:

Vor der Verwendung schütteln und innerhalb eines Monats verbrauchen.

Kokosöl pflegt und wirkt antibakteriell, die Stärke nimmt Feuchtigkeit auf,
Salbei/ Limettenöl stoppt die Transpiration,
Teebaumöl verhindert das Einsiedeln von Pilzen oder Bakterien
und das Natron neutralisiert Gerüche

Ringelblütensalbe mit Bienenwachs und Kokosöl 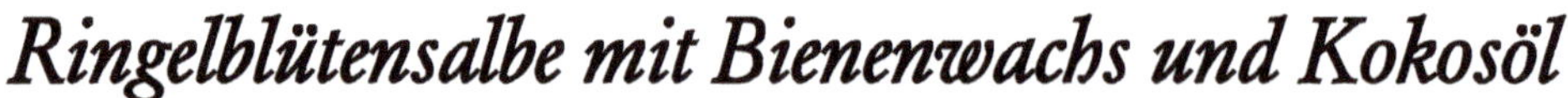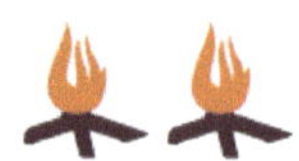

ZUTATEN:

30g Ringelblumen Blütenblätter (getrocknet)
150 – 200ml Olivenöl
35 – 40g Bienenwachs
10g Kokosöl

ZUBEREITUNG:

1. Ringelblumenblüten, Olivenöl in den Mixtopf geben und **20:00 Minuten/ 100°/ Stufe 1** erhitzen

2. abkühlen lassen und das Gemisch durch ein feines Sieb oder Baumwolltuch absieben.

3. Bienenwachs und Kokosöl in den Mixtopf geben und **5:00 Minuten/ 65°/ Stufe 1** erhitzen

4. während das Bienenwachs schmilzt geben Sie das Ringelblumen Öl Gemisch durch die Mixtopfdeckeöffnung hinzu.

5. in entsprechende Behältnisse umfüllen und abkühlen lassen.

ANWENDUNG/ WIRKUNG:

Die Ringelblumensalbe wirkt unter anderem schwellungslindernd, kreislaufanregend, antibakteriell, entzündungshemmend, krampflösend und stoffwechselanregend.

Außerdem fördert die Ringelblume die Blutgerinnung und die Hautdurchblutung. Blutfettwerte werden gesenkt und die Hautregeneration wird gesteigert.

Angewandt wird die Ringelblumensalbe auf die äußere Haut und auf oberflächennahe Schleimhäute. Hierbei ist jedoch zu beachten, dass die Salbe **NICHT** in offene Hautstellen oder Wunden gerät!

Rasiercreme mit Sheabutter 

Dieses Rezept sorgt für geschmeidige Haut und es ist besonders geeignet für empfindliche Haut. Der Rasierschaum bietet eine hilfreiche Alternative, um Hautirritationen zu vermeiden.

ZUTATEN:

50g Kokosöl
50g natürliche Sheabutter
35g Mandelöl, Olivenöl (o.ä.)

ZUBEREITUNG:

1. Kokosöl und Sheabutter für **4:00 Minuten/ 50°/ Stufe 1** erwärmen

2. Olivenöl (oder Mandelöl) hinzugeben und **10 Sekunden/ Stufe 3** vermischen

3. in Behälter umfüllen und im Kühlschrank so lange aufbewahren, bis die Masse erhärtet ist.

4. diesen „Butterblock" nun in Stücken in den Mixtopf geben und **1:00 Minute/ Stufe 5** „schlagen" bis die gewünschte cremige Konsistenz erreicht ist. Ggf. die Zeit verlängern.

PALEOMIX TIPP:

Die Zutaten, die verwendet wurden schmelzen bei Hitze – aus diesem Grund die Rasiercreme unbedingt kühl und dunkel lagern.
Da die Rasiercreme keine Seife enthält, bildet sie einen dünnen angenehmen Film auf der Haut und schäumt nicht.

Zahnpflege 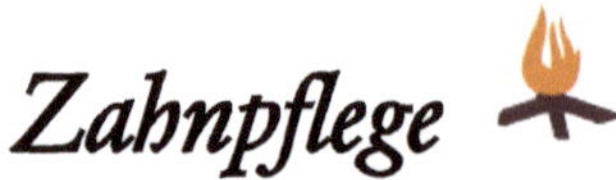

Für sichtbar weißere Zähne mischt man Kurkuma mit Kokosöl. Bereits nach wenigen Tagen sind Erfolge sichtbar.

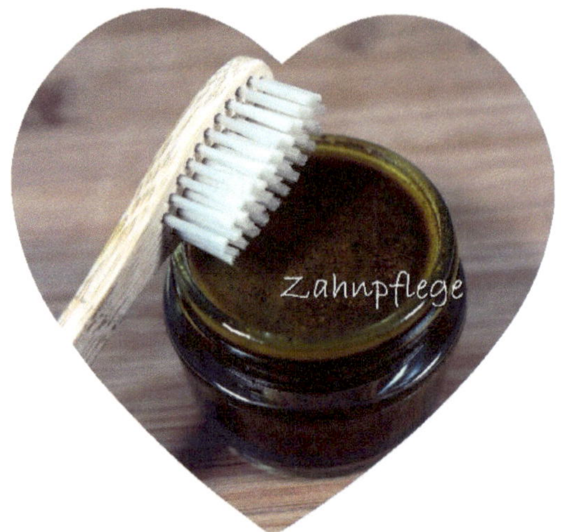

ZUTATEN:

30g Kokosöl
20g Curkuma
5g schwarzer Pfeffer (gemahlen)

ZUBEREITUNG:

1. Kokosöl in den Mixtopf geben und **2:00 Minuten/ 40° /Stufe 1** erhitzen

2. Curcuma und Pfeffer hinzugeben und **10 Sekunden/ Stufe 2** vermischen

3. in ein Schraubdeckelgläschen umfüllen

4. Diese Mischung ist ca. 14 Tage haltbar

Wollen Sie eine weichere Konsistenz haben, geben Sie einfach in die noch warme, flüssige Masse etwas Mandelöl und vermischen das ganze noch einmal **10 Sekunden/ Stufe 2**.

PALEOMIX INFO:

Curcuma ist eine der bedeutendsten Heilpflanzen. Curcuma wird außerdem erfolgreich bei verschiedensten Krankheiten eingesetzt. Piperin, der Hauptwirkstoff des schwarzen Pfeffers, steigert die Aufnahme von Curcuma um ein vielfaches! Eine sehr lange Haltbarkeit kann gewährleistet werden, wenn die Zahncreme nur mit einem Spatel aus dem Behältnis genommen wird.

Lippenbalsam I 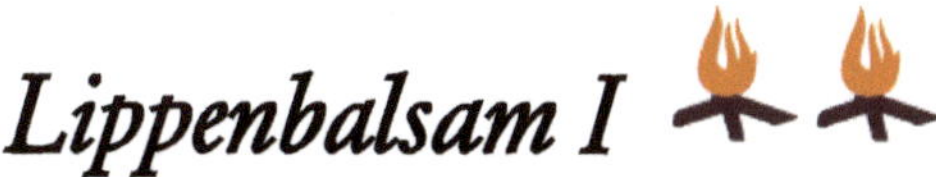

ZUTATEN:

20g Mandelöl
10g Bienenwachs
10g Honig

opt. 1 Vanilleschote

ZUBEREITUNG:

1. Geben Sie alle Zutaten in den Mixtopf und erhitzen alles für **10:00 Minuten/ 60°/ Stufe 1**

2. Den Mixtopfinhalt nun zügig in entsprechende Behältnisse füllen und dies verschlossen aufbewahren.

PALEOMIX TIPP:

für einen schönen natürlichen Duft kann man mehrere Tage vorher das Mark einer Vanilleschote ins Öl geben

Lippenbalsam II 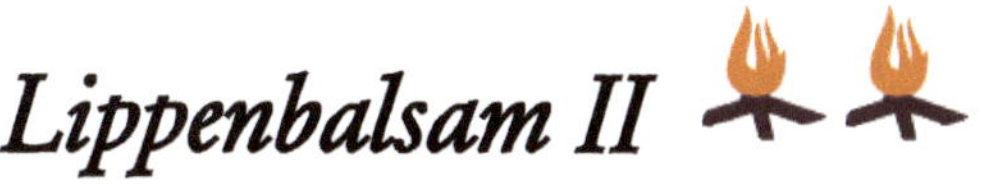

ZUTATEN:

20g Olivenöl
20g Kakaobutter
10g Bienenwachs
5g Rizinusöl
15g Honig ....
opt. 1 Vanilleschote

ZUBEREITUNG:

1. Geben Sie alle Zutaten in den Mixtopf und erhitzen alles für **10:00 Minuten/ 60°/ Stufe 1**

2. Den Mixtopfinhalt nun zügig in entsprechende Behältnisse füllen und dies verschlossen aufbewahren.

PALEOMIX INFO:

Rizinusöl verbessert die Haftung des Lippenbalsams auf den Lippen und verleiht Ihren

Gesichtscreme 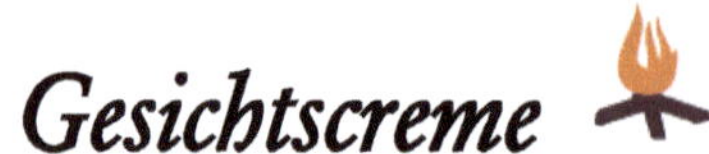

Ich liebe selbst gemachte Cremes! Diese hier zieht schnell genug ein, dass man sie als Tagescreme nutzen kann, ist aber so reichhaltig, dass man sie auch nachts prima nehmen kann.

ZUTATEN:

100g Rosenöl

5g geriebenes Bienenwachs oder Carnaubawachs

5g Vitamin E

100g Aloe-Vera-Gel

opt 1 TL Karottenöl

ZUBEREITUNG:

1. Geben Sie Bienenwachs und Rosenöl in den Mixtopf, für **6:00 Minuten/ 65° /Stufe 1,5** erhitzen

2. Karottenöl, Vitamin E und Aloe- Vera- Gel hinzugeben und **10 Sekunden/ Stufe 3** vermischen.

3. In passende Behältnisse füllen und verschließen.

PALEOMIX TIPP:

Wer einen leichten Bräunungseffekt erzielen möchte oder mit fleckiger Haut zu tun hat, dem empfehle ich als Extrazutat noch das Karottenöl.

PALEOMIX INFO:

Diese Creme hält sich gut 6 Monate.

DIY Insektenschutz 🔥 (🔥 🔥)

Herkömmlicher Insektenschutz ist teuer, stinkig, klebrig und vor allem extrem toxisch. Wer im Sommer vor lauter Stichen häufig aussieht wie ein Streuselkuchen, für den ist das folgende Rezept genau das richtige – selbst gemachter Mückenschutz ohne Risiko.

ZUTATEN:

325g Apfelessig
je 5g folgender getrockneter Kräuter: Rosmarin, Salbei, Pfefferminz, Lavendel, Thymian
2 Nelken
1/2 Zimtstange
Schale von 1 unbehandelten Biozitrone
ein großes Glas
eine Sprühflasche (z.B. eine nachfüllbare Deoflasche)

ZUBEREITUNG:

1.   Alle Zutaten in den Mixtopf geben und **20 Sekunden/ Linkslauf aktiviert/ Stufe 3** vermischen

2.   Diese Mischung geben Sie nun in ein großes verschließbares Glas und lassen es 3 Wochen durchziehen.

3.   Anschließend die Gewürze durch ein Küchentuch abseihen.

4.   Die abgesiebte Flüssigkeit 1:1 mit abgekochtem Wasser verdünnt in eine Sprühflasche geben. Der Essiggeruch verflüchtigt sich recht schnell nach dem Auftragen.

PALEOMIX INFO:

Dieses Gemisch schützt zuverlässig vor Zecken und Mücken.

BADESALZE

Ein warmes Bad entspannt die Muskulatur und hilft Ihnen, lästige Gedanken Beiseitezuschieben. Am wohlsten fühlt sich der Körper in ca. 38 °C warmem Wasser, denn da wird die Körpertemperatur kaum überschritten.

Nach 20 Minuten sollte allerdings das Badevergnügen beendet sein, da Ihre Haut dann keine Pflegestoffe mehr aufnehmen kann und der Feuchtigkeitsmantel angegriffen werden kann.

Anschließend sanft abtrocknen, mit einer Körperbutter **(Rezepte ab Seite 7)** eincremen und für den Rest des Tages in bequeme Kleidung schlüpfen. So ein Bad für Körper und Seele kann nach einem anstrengenden Tag Wunder bewirken.

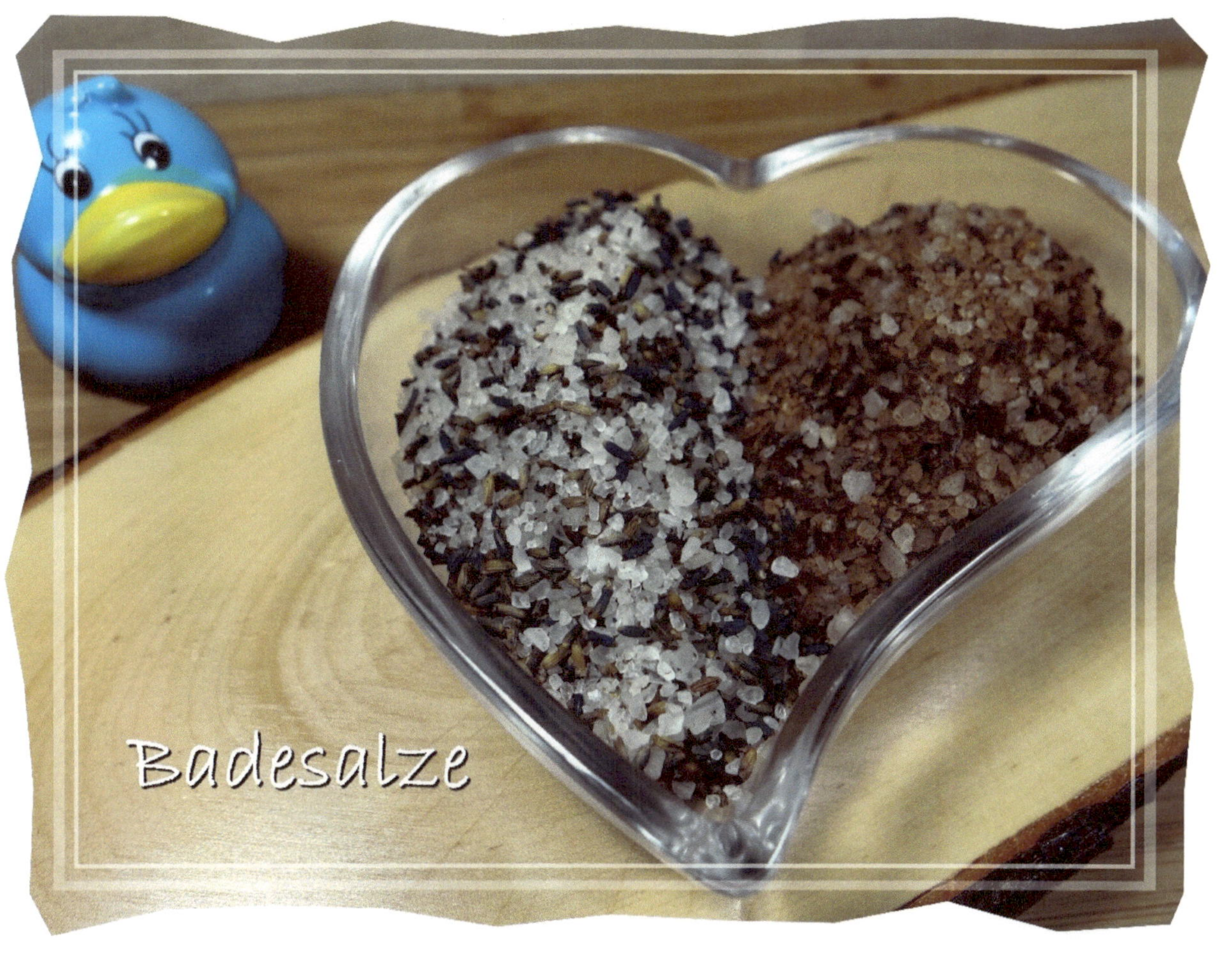

Lavendel Badesalz 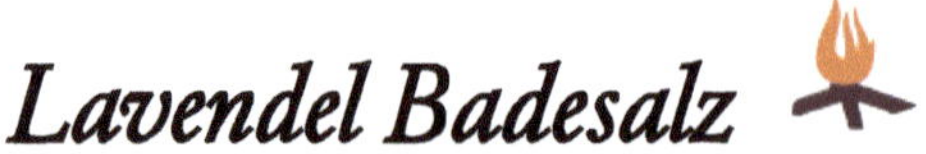

ZUTATEN:

400g grobes Meersalz
15g Mandel- oder Olivenöl
15 Tropfen ätherisches Lavendelöl
20g Lavendelblüten

ZUBEREITUNG:

1. alle Zutaten in den Mixtopf geben und **30 Sekunden/ Linkslauf aktiviert/ Stufe 3** vermischen

2. in ein Behältnis Ihrer Wahl umfüllen

3. 3 EL dieses Salzes reichen für ein Vollbad

PALEOMIX TIPP:

Wenn Sie das Badesalz verwenden, achten Sie darauf, dass kein Wasser in das Glas kommt. Vorsicht bei offenen Hautstellen – durch das Salz kann es brennen, wenn etwas in die offenen Stellen kommt.
Die Badewanne kann während der Nutzung rutschig sein.

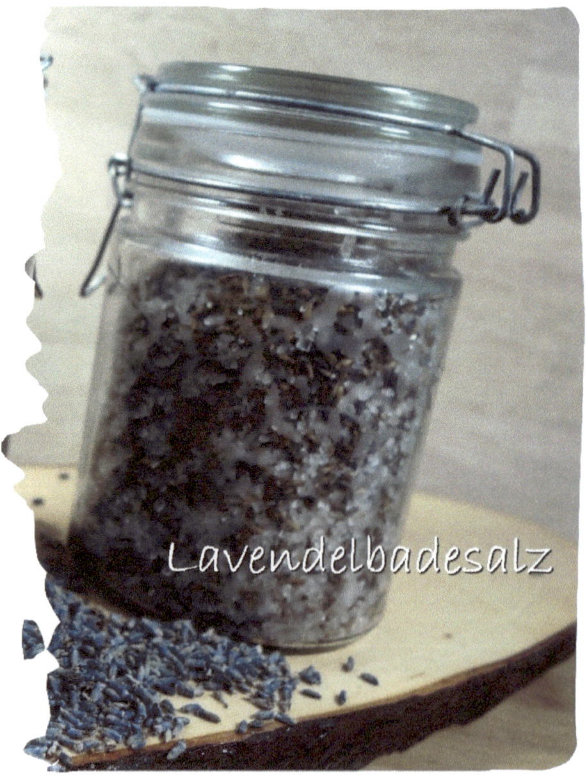

Lavendelbadesalz mit Zimt und Vanille 

ZUTATEN:

20g Lavendelblüten
10g Orangen- oder Zitronenschale
1 Vanilleschote in Stücken
250g grobes Meersalz
1 Zimtstange

ZUBEREITUNG:

1. Lavendelblüten, Orangen- oder Zitronenschale, Vanilleschote und die Zimtstange in den Mixtopf geben und **5 Sekunden/ Stufe 10** mahlen

2. Meersalz hinzugeben und für **20 Sekunden/ Linkslauf aktiviert/ Stufe 3** vermischen

3. in ein entsprechendes Behältnis umfüllen und ca. eine Woche ziehen lassen

4. 3 EL dieses Salzes reichen für ein Vollbad

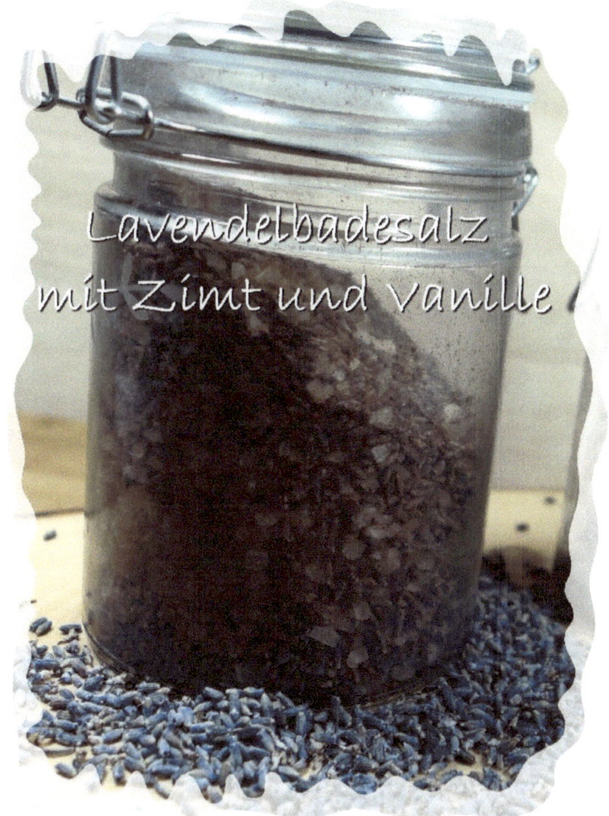

PALEOMIX TIPP:

Wenn Sie das Badesalz verwenden, achten Sie darauf, dass kein Wasser in das Glas kommt. Vorsicht bei offenen Hautstellen – durch das Salz kann es brennen, wenn etwas in die offenen Stellen kommt.

GESICHTSMASKEN

Selbst gemachte Gesichtsmasken, können Wunder bewirken und die Haut in wenigen Minuten wieder frisch und schön aussehen lassen. Eine ebenmäßige und straffe Haut wünscht sich jeder, ob Mann oder Frau.

Mit einer frischen oder reichhaltigen Gesichtsmaske können Sie Ihrer Haut etwas Gutes tun. Die Inhaltsstoffe der meisten Zutaten für eine Maske haben vor allem Feuchtigkeit und Wirkstoffe wie Vitamine und Mineralien zu bieten.

Die Zutaten, die in eine Gesichtsmaske gehören, werden direkt aus der Natur geholt und wirken sofort mit all ihrem Können auf die Haut ein. Sie wissen also genau was im fertigen Produkt enthalten ist. Das sind die großen Vorteile bei selbst gemachten Gesichtsmasken, die man bequem zu Hause anrühren kann.

Meist reichen 2-3 Zutaten und schon ist die selbst gemachte Gesichtsmaske fertig.

DIE ZUTATEN FÜR EINE GESICHTSMASKE HAT JEDER ZU HAUSE

Hier in diesem Special habe ich einige Gesichtsmasken Rezepte zusammengestellt, die man schnell und einfach herstellen kann, und die in ihrer Wirkung durch fast nichts zu übertreffen sind. In wenigen Minuten ist eine Gesichtsmaske zusammengerührt und auf das Gesicht aufgetragen - die „Wellness Auszeit" beginnt und Ihre Haut kann sich vom Stress des Alltags erholen.

EINWIRKZEIT - WIE VIEL ZEIT MUSS ICH EINPLANEN?

Eine Gesichtsmaske soll der Haut Entspannung bereiten, sie relaxen lassen, wenn sie gestresst ist, und ihr Gleichgewicht wieder herstellen. Folglich sollte eine Gesichtsmaske nicht immer nur zwischen Tür und Angel aufgetragen werden. Nutzen Sie die Zeit des Einwirkens zu einem „Kurzurlaub" für Körper und Geist.

Wer sich jedoch hin und wieder einmal eine kleine Auszeit genehmigen möchte, sollte eine Gesichtsmaske durchaus zelebrieren. Schließlich soll die Haut die Chance bekommen, all die wichtigen Inhaltsstoffe auch wirklich vollständig aufnehmen zu können und bei manchen Gesichtsmasken funktioniert das nun einmal nicht innerhalb weniger Minuten. Besser ist es folglich, sich genügend Zeit für eine Gesichtsmaske zu nehmen, um sicherzustellen, dass die Haut sich wirklich entspannen kann.

Und nun wünsche ich: „**Viel Spaß beim Ausprobieren und beim Erholen!**"

Wichtig: Bitte beachten Sie hier nochmals die Notwendigkeit eines Tests auf Unverträglichkeit. Testen Sie bitte an einer kleinen Hautstelle, ob Sie die Maske vertragen!

Wenden Sie die Produkte bitte nicht bei offenen Hautstellen an.

Pfirsich Gesichtsmaske

Für trockene Haut ist die Pfirsich Gesichtsmaske gut anzuwenden.

Für ein perfektes Ergebnis ist eine lange Einwirkzeit der Gesichtsmaske nötig, damit die Inhaltsstoffe auch in die Haut einziehen können.

ZUTATEN:

1 reifer Pfirsich (entkernt)
1 Eiweiß

ZUBEREITUNG:

1. Pfirsich waschen, schälen und vierteln.

2. das Eigelb vom Eiweiß trennen

3. den Pfirsich mit dem Eiweiß in den Mixtopf geben und **10 - 20 Sekunden/ Stufe 10** fein pürieren.

ANWENDUNG:

Die Pfirsich Gesichtsmaske auf das gereinigte Gesicht auftragen (Augenpartie aussparen) und ca. 20 Minuten einwirken lassen.

Anschließend mit Wasser abwaschen und die übliche Gesichtspflege anwenden.

PALEOMIX INFO:

Der Pfirsich ist der Inbegriff der rosigen Haut, die jeder haben möchte. Pfirsiche enthalten Hydroxysäure, die Gesichtshaut straff werden lässt und das ganze Erscheinungsbild deutlich verbessert und auffrischt. Der Pfirsich enthält zudem auch sehr viel Vitamin E und ist somit gut für empfindliche Haut geeignet.

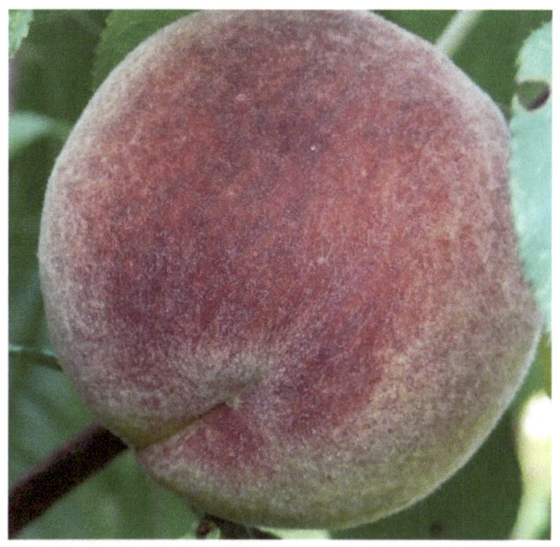

605730_original_R_K_B_by_Nikolai Fokscha_pixelio.de

Agar Agar Gesichtsmaske

Als idealer Anti- Aging Kick, den die Haut immer mal wieder braucht, um richtig aufatmen zu können, gilt die Agar Gesichtsmaske. Agar Agar wird aus Algen gewonnen und ist Träger von sehr wertvollen Inhaltsstoffen.

Bei dieser Gesichtsmaske kommt noch Eigelb dazu, dadurch wird zusätzlich viel Feuchtigkeit gespendet.

Die Wirkung liegt in der Straffung und Belebung der Haut. Die Agar Agar Substanz reagiert mit Wasser und wird zu einem idealen Gel, das für diese selbst gemachte Gesichtsmaske zu Hause sehr gut zu verwenden ist.

ZUTATEN:

1 Messerspitze Agar Agar Pulver
1 Eigelb
5g Honig
5g Wasser

ZUBEREITUNG:

1. alle Zutaten in den Mixtopf geben und **10 Sekunden/ Stufe 8** vermischen

2. die Konsistenz sollte so gewählt sein, dass die Masse gut aufzutragen ist.

3. Ggf. noch etwas Wasser hinzufügen und nochmals **10 Sekunden/ Stufe 8** vermischen

ANWENDUNG:

Die fertige Gesichtsmaske etwas quellen lassen und dann einfach auf das Gesicht auftragen (Augenpartie aussparen) und 10 Minuten einwirken lassen. Danach die Gesichtsmaske mit einem feuchten Waschlappen abnehmen und die Reste gut abwaschen.

Agar Agar – Rosenwassermaske 

Rosenblüten haben eine antibakterielle, heilende Wirkung. Sie sind besonders geeignet für empfindliche, und sensible Haut und unterstützen den natürlichen Säureschutzmantel. Zusätzlich haben Rosenblütenblätter einen wunderbaren, sinnlichen Duft.

ZUTATEN:

25g Rosenwasser

1,25ml Agar Agar

ZUBEREITUNG:

1. Geben sie beide Zutaten in den Mixtopf und **2:00 Minuten/ 50°/ Stufe 2** erwärmen

2. Sobald die Mischung so dick ist, dass sie nicht mehr tropft, kann Sie mit einem Pinsel oder den Fingern noch warm auf das gut gereinigte Gesicht und den Hals aufgetragen werden.

3. Sobald die Maske völlig erstarrt ist, wird sie mit warmem Wasser entfernt.

Straffende Honigmaske

Diese Maske ist besonders straffend, wobei die starke Wirkung durch den Honig etwas abgemildert wird.

ZUTATEN:

30g Honig

1 Msp. Agar Agar

ZUBEREITUNG:

1. Honig im Mixtopf **2:00 Minuten/ 50°/ Stufe 1** erwärmen

2. Agar Agar hinzufügen und **5 Sekunden/ Stufe 4** vermischen

3. diese Mischung etwas erkalten lassen und auftragen.

Beim Auftragen ist die Maske noch warm und geschmeidig. Sobald sie trocknet bildet sich durch das Agar Agar ein durchgehender, kühlender Film auf der Haut, der nach dem Abwaschen ein herrliches Gefühl hinterlässt.

Sonstige Masken mit Agar Agar

Sie können einen Großteil der flüssigen natürlichen Rohstoffe (z.B. Gurkensaft, etc.) auf die oben beschriebene Weise mit Agar Agar eindicken und als Maske nutzen. Ihrem Erfindungsreichtum sind dabei keine Grenzen gesetzt. Am Besten eignen sich allerdings Rohstoffe, die etwas erwärmt werden dürfen.

Kaffee Gesichtsmaske

Die Kaffee- Honig- Gesichtsmaske ist ein besonderer Pflegetipp für die Gesichtshaut. Das Koffein wirkt sehr erfrischend und gleichzeitig auch als Peeling für die Haut. Es werden kleine Hautschüppchen entfernt, in Verbindung mit dem Honig wird die Haut auch noch optimal gepflegt.

Einfach in der Anwendung, schnell gemacht und super für die Gesichtshaut.

ZUTATEN:

10g Kaffeesatz
20g Olivenöl
20g Honig

ZUBEREITUNG:

1. Alle Zutaten in den Mixtopf geben und für **20 Sekunden/ Stufe 6** vermischen, bis eine homogene Masse entsteht.

ANWENDUNG:

Die Gesichtsmaske auf Gesicht und Hals auftragen (Augenpartie aussparen) und 10 Minuten einziehen lassen. Danach mit lauwarmem Wasser abwaschen und gründlich reinigen.

PALEOMIX TIPP:

Bye, Bye Schlafzimmerblick. Denn Kaffee und das darin enthaltene Koffein macht nicht nur von innen wach, sondern hier auch von außen.
Das Olivenöl und der Honig geben viel Feuchtigkeit und pflegen die zarte Gesichtshaut. Der Kaffee wirkt entgiftend und hat einen sanften Peelingeffekt. Die Haut wird sehr weich und fühlt sich einfach toll an.

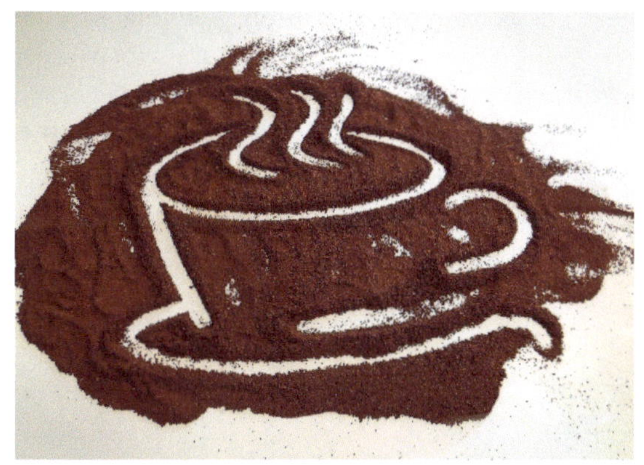

678719_original_R_K_B_by_Denise_pixelio.de

Karottenmaske 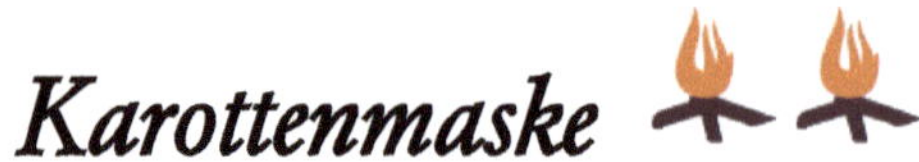

Die Inhaltsstoffe der Karotten- Gesichtsmaske sorgen dafür, dass Ihre Haut knackig, schön gepflegt wird! In der Karotte stecken viele Provitamine und Vitamine. Die antioxidative Wirkung der Karotte schützt die Gesichtshaut vor der Hautalterung und beugt schonend vor.

ZUTATEN:

2 Karotten

10g Honig

10g Olivenöl

1 unbehandelte, kleine Zitrone (geviertelt)

ZUBEREITUNG:

1. Karotten schälen und in Stücken in den Gareinsatz geben

2. 500g Wasser in den Mixtopf geben und den Gareinsatz einhängen

3. für **10:00 Minuten/ Varoma/ Stufe 1** die Karotten garen

4. Gareinsatz entnehmen und den Mixtopf entleeren

5. die Karottenstücke in den Mixtopf geben und **10 Sekunden/ Stufe 8** pürieren

6. den Mixtopfinhalt mit dem Spatel nach unten schieben, die restlichen Zutaten hinzugeben und **15 Sekunden/ Stufe 8 – 10** zu einem cremigen Brei rühren.

ANWENDUNG:

Die Karottenmaske auf die gereinigte Haut auftragen (Augenpartie aussparen) und 15 Minuten einwirken lassen. Danach mit einem Tuch abnehmen und die Reste mit Wasser abspülen.

PALEOMIX INFO:

Die Karotten Gesichtsmaske wirkt adstringierend [1] und hilft ihrer Haut wieder frisch und strahlend auszusehen.

---

[1] Wirkung eines Mittels (lat. Adstringens), durch dessen Inhaltsstoffe Gewebe oder Schleimhäute zusammengezogen werden (lat. adstringere = zusammenziehen). Das Adstringens geht mit den Eiweißen der Haut und der Schleimhäute Verbindungen ein, die eine Schutzwand (Membran)

Papaya Gesichtsmaske

Mit der fruchtigen Papaya holen wir uns etwas Exotik in unser Gesicht.

Man braucht nur wenige Minuten, um diese Papaya Gesichtsmaske selbst anzurühren und nach deren Anwendung auf der Haut, sieht diese wieder gesund und glatt aus. Die Enzyme aus der exotischen Papaya frischen u.a. den Teint auf. Außerdem wirkt die Fruchtsäure glättend und straffend und gibt so den ultimativen Kick.

ZUTATEN:

100g Papaya
5g Honig
1 Eigelb
5g Olivenöl

ZUBEREITUNG:

1. Papaya waschen und in Stücken in den Mixtopf geben

2. für **15 Sekunden/ Stufe 9** fein pürieren

3. die restlichen Zutaten hinzugeben und **10 Sekunden/ Stufe 5** vermischen, bis eine dicke Masse entsteht.

ANWENDUNG:

Die Gesichtsmaske auf die gereinigte Haut auftragen (Augenpartie aussparen) und 15 Minuten einwirken lassen. Anschließend mit einem Tuch abnehmen und mit lauwarmem Wasser abwaschen.

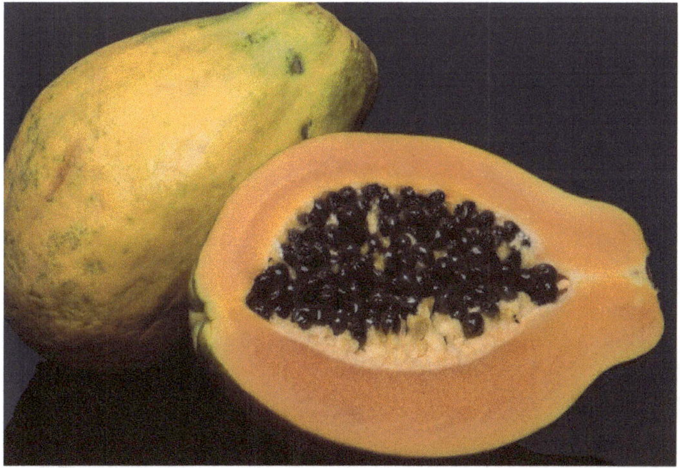

717792_original_R_K_by_Heiko Stuckmann_pixelio.de

Peelingmaske mit Sonnenblumenkernen 

Mit dieser Sonnenblumenkernmaske verbinden Sie den Peelingeffekt mit einer Gesichtsmaske. Die Reinigung und Pflege übernimmt hier der Honig, und der Peeling- Effekt entsteht durch die grob gemahlenen Kerne von der Sonnenblume.

ZUTATEN:

30 g Sonnenblumenkerne
20g Honig
10g heißes Wasser

ZUBEREITUNG:

1. Sonnenblumenkerne in den Mixtopf geben und für **5 Sekunden/ Stufe 6** grob mahlen

2. Honig und Wasser hinzugeben und für **20 Sekunden/ Linkslauf aktiviert/ Stufe 4** zu einer Masse verarbeiten, die man gut auf das Gesicht auftragen kann.

ANWENDUNG:

Tragen Sie die Sonnenblumenmaske auf das Gesicht auf (Augenpartie aussparen) und wenn gewünscht auch auf Hals und Dekollete. Nach 10 Minuten wieder abnehmen und den Peelingeffekt beim Abwaschen noch einmal ausnutzen.

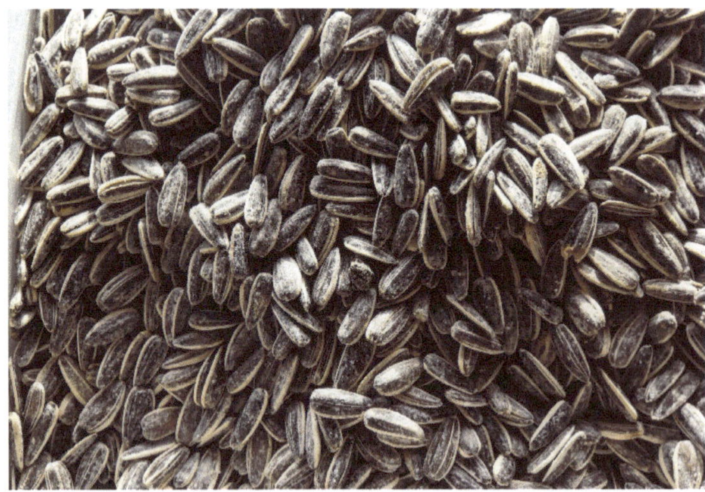

681420_original_R_K_B_by_Rainer Sturm_pixelio.de

Avocado Maske

In Avocados sind viele hilfreiche Stoffe, die trockener Haut eine ausgewählte Pflege geben. Müde Haut wirkt belebend durch eine reichhaltige Avocadomaske und wird schön glatt und geschmeidig. Auch sehr trockene Haut kann mit dieser Gesichtsmaske verwöhnt und frisch gemacht werden.

ZUTATEN:

½ Avocado (geschält und entkernt)
5g frisch gepresster Zitronensaft
1 Eiweiß

ZUBEREITUNG:

1. Geben Sie die Avocado, das Eiweiß und den Zitronensaft in den Mixtopf und pürieren alles für **15 Sekunden/ Stufe 7 – 9**

2. Fertig!

ANWENDUNG:

Die Avocadomaske wird auf das gereinigte Gesicht aufgetragen (Augenpartie aussparen) und hat eine Einwirkzeit von 20 Minuten. Anschließend wird das Gesicht mit einem warmen Waschlappen von der Gesichtsmaske befreit und vorsichtig abgewaschen.

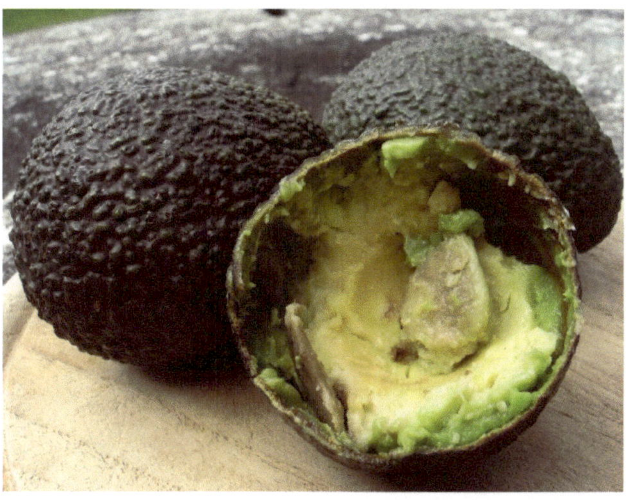

529890_original_R_K_by_medienleiter _ markus leiter_pixelio.de

Papaya Gesichtsmaske II

Papaya enthält das Enzym Papain, dieses ist ein toller Frischmacher für den Teint.

ZUTATEN:

100g Papaya
5g Honig
1 Eigelb
5g Olivenöl
1/2 Avocado

ZUBEREITUNG:

1. Papaya und Avocado in den Mixtopf geben und für **10 Sekunden/ Stufe 9** fein pürieren

2. restliche Zutaten hinzugeben und für **10 Sekunden/ Stufe 6** vermischen.

ANWENDUNG:

Die Papayamaske aufs Gesicht auftragen (Augenpartie aussparen) und 15 Minuten einwirken lassen. Mit einem Papiertuch abnehmen und Reste mit warmen Wasser entfernen.

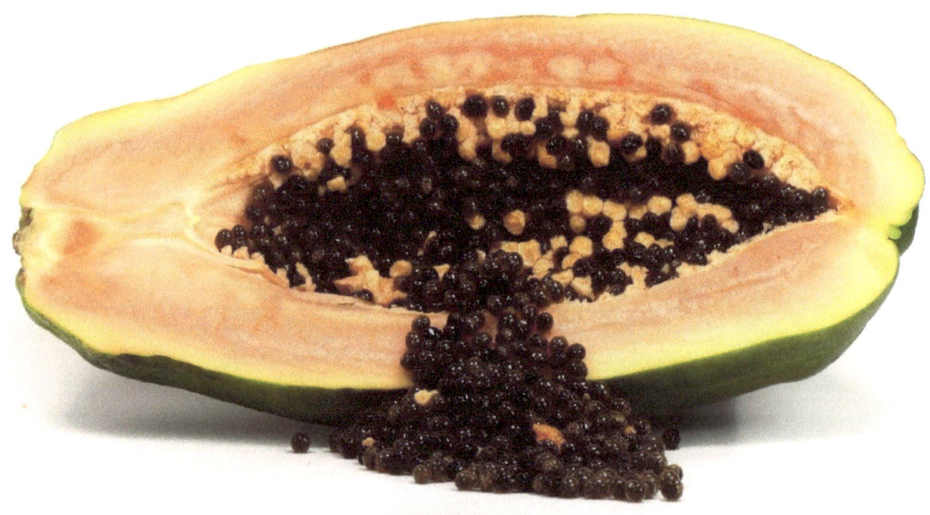

632684_original_R_K_by_w.r.wagner_pixelio.de

Tomaten- Honigmaske

Die Tomaten- Honigmaske hilft besonders bei der Anwendung gegen Pickel und Mitesser.

ZUTATEN:

2 Tomaten
5g Honig

ZUBEREITUNG:

1. Geben Sie die Tomaten in den Mixtopf und für **10 Sekunden/ Stufe 10** fein pürieren.

2. Anschließend den Honig hinzugeben und **5 Sekunden/ Stufe 5** vermischen.

ANWENDUNG:

Die Paste wird für etwa 10 Minuten auf das Gesicht aufgetragen. Anschließend mit lauwarmen Wasser gründlich abwaschen.

PALEOMIX TIPP:

Falls die Tomaten sehr viel Wasser enthalten, kann es sinnvoll sein, dies vor dem Vermischen mit dem Honig zu entfernen, damit die Maske nicht zu flüssig wird.

Bananen- Honigmaske 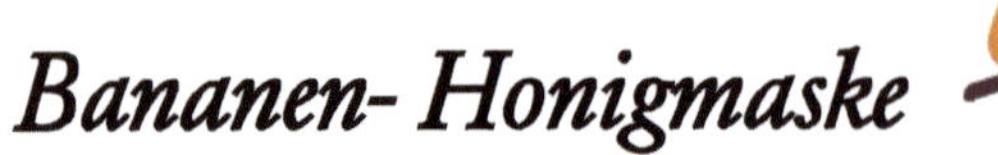

Dies ist ein besonders einfaches und sehr effektives Rezept. Sie können dazu wunderbar Bananen verwenden, die zum Essen bereits zu reif sind.

ZUTATEN:

1 Banane

5g Honig

ZUBEREITUNG:

1. Geben Sie die Banane geschält und in Stücken mit dem Honig in den Mixtopf.

2. **10 Sekunden/ Stufe 6 – 8** fein pürieren.

ANWENDUNG:

Tragen Sie diese Paste gründlich auf das Gesicht auf und lassen sie ca. 10 Minuten einwirken. Anschließend mit lauwarmen Wasser gründlich abwaschen.

PALEOMIX TIPP:

Diese Paste hilft auch bei rauen Ellenbogen.

49

HAARPFLEGE

Hier gibt es alles was Ihre Haare an Pflege brauchen, vom Shampoo bis hin zum Haarwachs, ist für jeden Anlass und Haartypen in diesem Kapitel etwas dabei!

Haarwachs 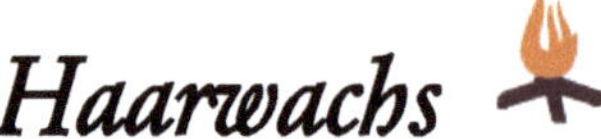

Wer seinen Haaren den gewissen Look geben möchte, benötigt oftmals Haargel oder Haarwachs. Beides voll gestopft mit chemischen Zutaten ist sicher keine Wohltat für unsere Haare. Als meine Jungs das letzte Mal vom Friseur kamen musste eine andere Lösung her... Haarwachs auf Paleobasis.

ZUTATEN:

20g Bienenwachs
20g Kokosöl
Duftöl Ihrer Wahl

ZUBEREITUNG:

1. Kokosöl und Bienenwachs für **6:00 Minuten/ 65°/ Stufe 1** erhitzen

2. ätherisches Öl Ihrer Wahl (für den Duft) hinzugeben und **10 Sekunden/ Stufe 3** vermischen

3. in entsprechende Behältnisse umfüllen und abkühlen lassen

ANWENDUNG:

Nehmen Sie die gewünschte Menge Haarwachs aus dem Behälter und reiben sie zwischen Ihren Händen oder auch den Fingern, bis das Wachs die für Sie angenehme Konsistenz hat. Sie können das Wachs nun anwenden!

Kastanien – Brennnesselshampoo 

ZUTATEN:

50g Kastanienmehl
625g Wasser
¼ Orange
1 Zweig Rosmarin
1 Handvoll frische Brennnesseltriebe
3g Xanthan oder Pfeilwurzelstärke

Anstatt Orangen, Rosmarin und Brennnesseln können auch andere Kräuter und Obstsorten gewählt werden.

ZUBEREITUNG:

1. Alles bis auf Xanthan (oder Pfeilwurzelstärke) in den Mixtopf geben und **8:00 Minuten/ 50°/ Linkslauf aktiviert/ Stufe 2** erwärmen

2. Die Masse durch ein sehr feines Sieb oder ein Baumwolltuch absieben.

3. Die Flüssigkeit zusammen mit dem Xanthan (oder der Pfeilwurzelstärke) in den Mixtopf geben und **30 Sekunden/ Stufe 4** vermischen

4. in eine große Flasche (oder mehre kleine Fläschchen) abfüllen

5. gut gekühlt ist das Shampoo ca. 1 Woche haltbar.

6. in kleinen Portionen abgefüllt kann man das Shampoo auch einfrieren

ANWENDUNG:

Mit dem Shampoo vom Ansatz her die Haare großzügig bedecken und einmassieren, 5 Minuten einwirken lassen und anschließend mit warmem Wasser ausspülen.

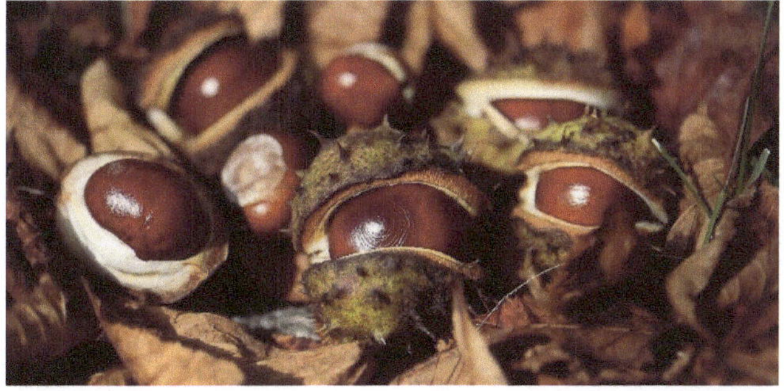

711202_original_R_K_B_by_Angelika Wolter_pixelio.de

HAARSPÜLUNGEN

ANWENDUNGSTIPPS:

WÄHLEN SIE DIE RICHTIGE SPÜLUNG FÜR IHREN HAARTYP AUS.

Eine traditionelle Spülung wird bei jedem Duschen, direkt nachdem Sie das Shampoo ausgewaschen haben, aufgetragen. Diese Art von Spülung repariert die Schäden der allgemeinen Belastungen, die Ihr Haar täglich erfährt. Wählen Sie eine Spülung aus, die für die speziellen Bedürfnisse Ihres Haares gedacht ist.

WASCHEN SIE IHR HAAR.

Steigen Sie in die Dusche und waschen wie immer die Haare. Die Spülung wird nach dem Waschen aufgetragen, reinigen Sie daher Kopfhaut und Haare gründlich mit deinem Lieblingsshampoo.

SPÜLEN SIE IHR SHAMPOO AUS.

Auch wenn das nicht spaßig klingt, sollten Sie das Wasser so kalt stellen, wie Sie es gerade noch aushalten. Das kältere Wasser ist besser für Ihr Haar als heißes Wasser und es wird helfen, den Haarschaft zu schließen und Haarbruch zu vermeiden. Spülen Sie das Shampoo komplett mit diesem kalten Wasser aus und achten Sie darauf nicht an am Haar zu ziehen. Wenn Ihr Haar sich „quietschend" anfühlt, dann ist das gesamte Shampoo ausgewaschen.

WRINGEN SIE IHR HAAR AUS.

Wenn Ihr Haar tropfnass ist, wird jegliche Spülung, die Sie aufzutragen versuchen, sofort wieder rauslaufen und nicht genug haften bleiben, um einen Effekt auf Ihr Haar zu haben. Investieren Sie also ein wenig Zeit, so viel Wasser herauszudrücken, wie nur möglich ist.

AUFTRAGEN DER SPÜLUNG ODER HAARPACKUNG.

Geben Sie ein wenig Spülung in Ihre Handfläche; die benötigte Menge ist abhängig von der Haarlänge. Sie beginnt bei einer Münzgroßen Menge für kinnlanges oder kürzeres Haar. Wenn Ihr Haar sehr lang ist, dann benötigen Sie vielleicht die ganze Handfläche voll Spülung. Tragen Sie es auf die Haarenden direkt auf jede Strähne, die Sie erwischen können, auf und massieren alles bis zur Kopfhaut ein.

LASSEN SIE DIE SPÜLUNG EINWIRKEN.

Dieser Schritt ist ein wenig optional; je länger Sie warten und die Spülung einwirken lassen, desto eher werden Sie die Gesundheit Ihrer Haare verbessern können.

SPÜLEN SIE DIE SPÜLUNG AUS.

Verbringen Sie einige Minuten damit, Ihre Spülung – wieder mit kaltem Wasser – auszuwaschen. Fühlt sich Ihr Haar sich noch immer „schleimig" an, dann haben Sie noch nicht alles ausgespült. Ist Ihr Haar hingegen geschmeidig, dann sind Sie fertig!

Festigende Honigspülung 

Diese Spülung, mit verblüffender Wirkung, kann mit Zutaten hergestellt werden, die in jedem Haushalt zu finden sind.

ZUTATEN:

5g reiner Bienenhonig
250g Wasser
1 Spritzer Apfel Balsamico Essig oder Zitronensaft

ZUBEREITUNG:

1. Honig und Wasser im Mixtopf **5:00 Minuten/ 50°/ Stufe 2** auflösen,

2. geben Sie nach 4:30 Minuten durch die Deckelöffnung den Spritzer Essig (oder Zitronensaft) hinzu

3. Anschließend füllen Sie die Honigspülung in eine Schale um und können diese anwenden

ANWENDUNG:

Das festigende Honigbad wird sanft in Kopfhaut und Haar einmassiert. Es verleiht dem Haar einen herrlichen Glanz, gute Griffigkeit und Fülle. Durch den Essig ist das Haar gut kämmbar.

PALEOMIX INFO:

Die Zutaten sind für halblanges Haar berechnet, bei kurzem Haar nimmt man entsprechend weniger Wasser und Honig.

Honigeipackung 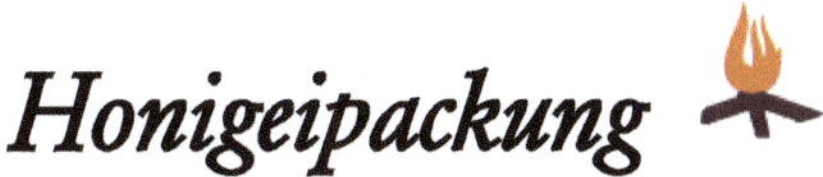

Diese Haarpackung ist ideal wenn Sie trockenes Haar haben.

ZUTATEN:

40g Honig
1 Eigelb
5g Zitronensaft

ZUBEREITUNG:

1. Zutaten im Mixtopf **15 Sekunden/ Stufe 4** vermischen

ANWENDUNG:

Nach der Haarwäsche auf das noch feuchte Haare auftragen. Die Haare mit einem Handtuch umwickeln und für mindestens 10 Minuten einwirken lassen. Danach spülen Sie die Paste gründlich aus!

Avocadopackung 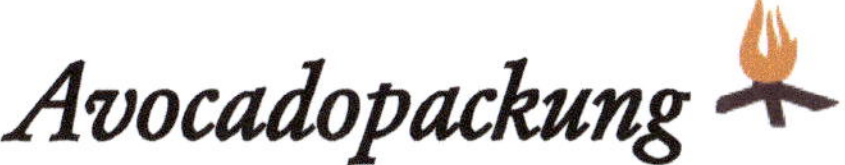

Diese einfache Packung wirkt bei allen Haartypen wahre Wunder. Sie ist ideal einzusetzen bei angegriffenem, splissigem Haar. So können Reste aus dem Kühlschrank wunderbar verwertet werden und nutzen gleichzeitig Ihrer Schönheit.

ZUTATEN:

1 Avocado (entkernt und das Fruchtfleisch entnommen)
2 Eigelb

ZUBEREITUNG:

1. Avocado und Eigelb in den Mixtopf geben und **5 Sekunden/ Stufe 5** vermischen

ANWENDUNG:

Packung in das Haar kneten. Wickeln Sie sich ein Handtuch um den Kopf, um ein verlaufen der Avocadopackung zu verhindern und lassen alles mindestens 20 Minuten einwirken Danach spülen Sie die Paste gründlich aus!

PEELINGS

Vor allem die Erneuerung der Haut wird durch Peelings unterstützt. Sie sind sehr einfache und effektive Mittel für die Körperpflege. Peelings entfernen abgestorbene Hautzellen, regen die Durchblutung an und können mit verschiedenen Inhaltsstoffen die Haut zusätzlich pflegen.

Unsere Haut bildet immer wieder neue Zellen und erneuert sich ungefähr alle vier Wochen. Poren können durch abgestorbene Hautschuppen verstopfen und das kann zu Verhornungen führen. Mit einem Peeling entfernen Sie sanft alte Hautschuppen und geben den darunter liegenden, jungen Zellen Luft zum Atmen.

Wenn Sie preiswerte, pflegende und zugleich natürliche Peelingalternativen nutzen möchten, dann können Sie auch diese natürlich auch einfach selbst herstellen.

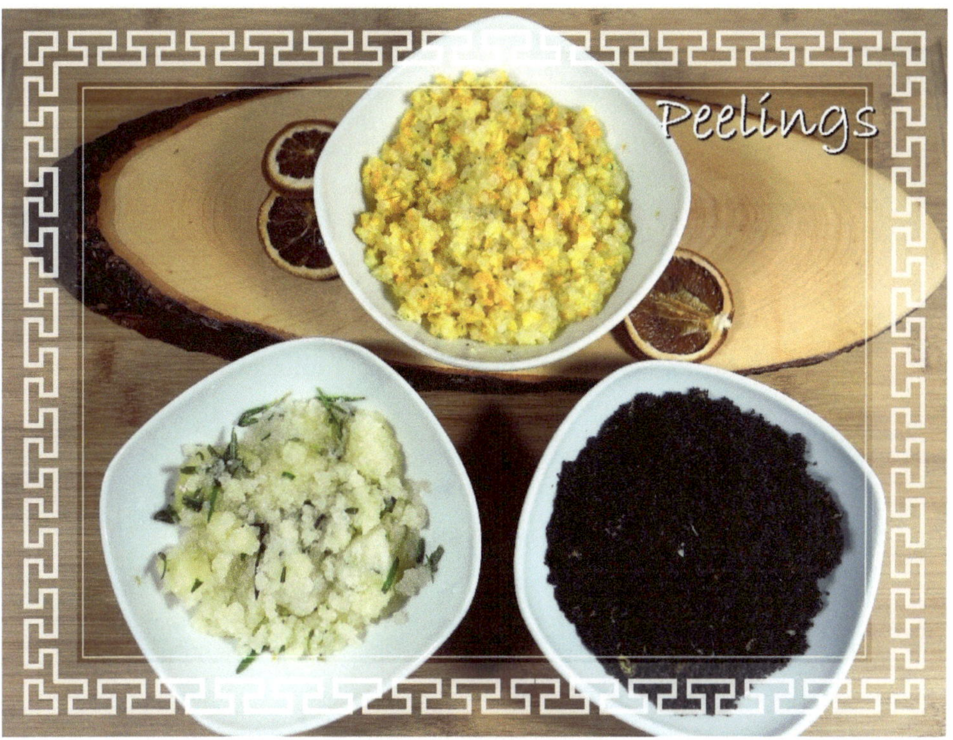

PALEOMIX TIPP FÜR DIE ANWENDUNG ALLER PEELINGREZEPTE :

Wenn Sie ein Peeling verwenden, achten Sie bitte darauf, dass kein Wasser in das Glas kommt. Vorsicht bei offenen Hautstellen – durch das Salz kann es ganz schön brennen wenn etwas in die offenen Stellen kommt.

Wenn Sie ein Peeling in der Badewanne oder der Dusche verwenden, ist die Badewanne oder der Boden der Dusche danach sehr rutschig. Bitte sparen Sie bei der Anwendung die Augenpartie aus.

Eine sehr lange Haltbarkeit kann gewährleistet werden, wenn die Peelings nur mit einem Spatel aus dem Behältnis genommen werden.

Zitronenpeeling

Zitronenpeeling kann auf mehrere Arten verwendet werden, denn Zitronen sind Allround-Talente und sowohl in der Küche als auch in der Kosmetik beliebt.

Die sauren Früchte sind bekannt für ihren hohen Gehalt an Vitamin C – der auch die Kollagenproduktion positiv beeinflussen kann. Zudem glättet Zitronensaft die Haut. Die Frucht baut abgestorbene Hornzellen auf sanfte Weise ab.

Das Zitronenpeeling macht die Haut glatt, weich und streichel-zart. Die Zitronensäure wirkt besonders an stark verhornten Stellen wie Ellenbogen oder Knien positiv.

ZUTATEN:

440g grobes Meersalz
220g Olivenöl
Saft von einer halben Zitrone
4 Tropfen ätherisches Zitronenöl
3 Tropfen ätherisches Zypressenöl

ZUBEREITUNG:

1. Salz und Olivenöl in den Mixtopf geben und **10 Sekunden/ Linkslauf aktiviert/ Stufe 3** vermischen

2. anschließend die ätherischen Öle hinzugeben und **10 Sekunden/ Linkslauf aktiviert/ Stufe 4** vermischen.

ANWENDUNG:

Massieren Sie das Peeling in die Haut des Körpers ein (Augenpartie aussparen) und lassen es ca. 5 Minuten einwirken. Im Anschluss an die Einwirkzeit nochmals massieren und vollständig abwaschen.

PALEOMIX TIPP:

Wer sich "nur" glatte Haut wünscht, sollte das Zitronenpeeling einmal pro Woche einmassieren.

Wenn Sie die Cellulite bekämpfen möchten, sollten Sie das Zitronenpeeling 2x wöchentlich anwenden.

Sie können es auch abwechselnd mit der Kaffeegesichtsmaske (Rezept auf Seite 38) einsetzten.

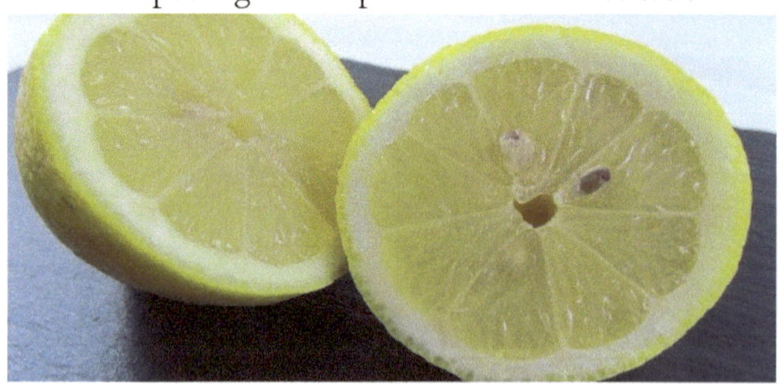

719000_original_R_K_B_by_Mamas-Hausmittel.de_pixelio.de

Orangen- Minz- Peeling 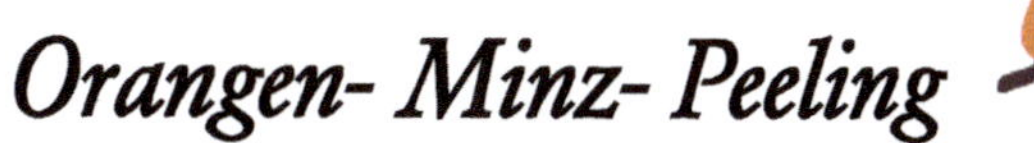

ZUTATEN:

1 Bio – Orange (unbehandelt)
1 Zweig Pfefferminze
90g Mandel-/ oder Olivenöl
100g grobkörniges Meersalz
80g feinkörniges Salz

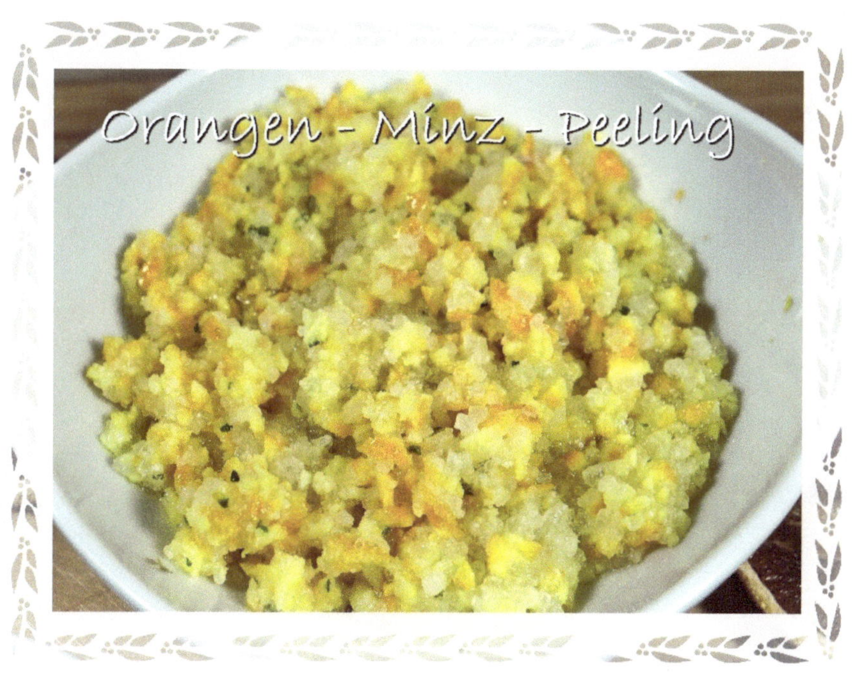

ZUBEREITUNG:

1. sollten Sie kein feinkörniges Salz parat haben, dann nehmen Sie grobkörniges und geben es in den Mixtopf, mahlen es **5 Sekunden/ Stufe 10** – anschließend umfüllen

2. Die Orange schälen, die Schale in den Mixtopf geben und mit der gewaschenen Minze **5 Sekunden/ Stufe 8 zerkleinern**

3. Das grobe Salz und das Öl in den Mixtopf geben und **10 Sekunden/ Linkslauf aktiviert/ Stufe 3** so mischen dass eine homogene Masse entsteht

4. Das Peeling in ein sauberes Schraubdeckelglas geben.

Rosmarin-Honig Peeling 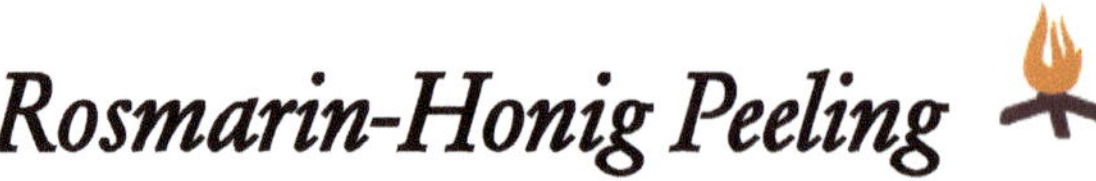

ZUTATEN:

1 Zweig Rosmarin
30g Honig
40g Mandel-/ oder Olivenöl
80g grobkörniges Meersalz
100g feinkörniges Salz

ZUBEREITUNG

1. Den Rosmarin waschen in den Mixtopf geben und **10 Sekunden/ Stufe 10** mahlen, somit können die Aromen auch austreten

2. sollten Sie kein feinkörniges Salz parat haben, dann nehmen Sie grobkörniges und geben es in den Mixtopf, mahlen es **5 Sekunden/ Stufe 10**

3. geben Sie nun alle restlichen Zutaten in den Mixtopf und vermischen alles **10 Sekunden/ Linkslauf aktiviert/ Stufe 3**. Sollte das Peeling zu zäh werden, geben Sie bitte noch ein wenig Öl hinzu

4. Das Peeling in ein sauberes Schraubdeckelglas füllen.

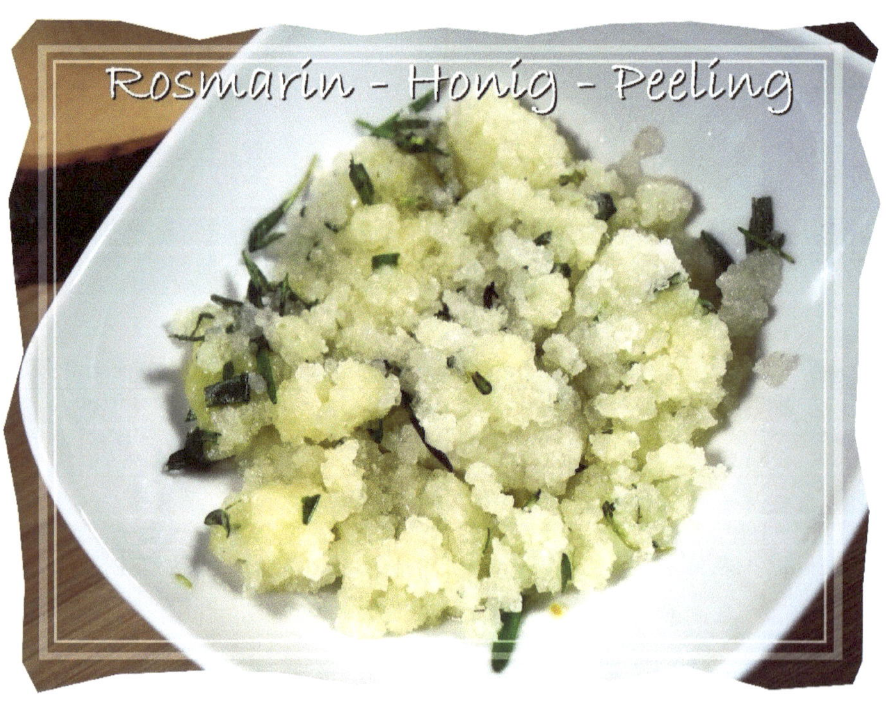

Mohn-Zitronen Peeling 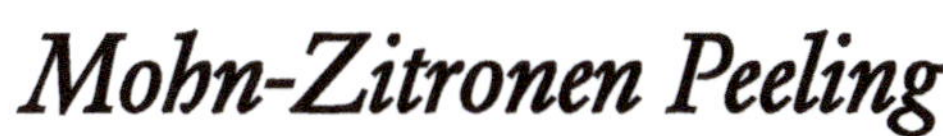

ZUTATEN:

1 Bio – Zitrone (unbehandelt)
180g unbehandelten Blaumohn
70g Mandel-/ oder Olivenöl

ZUBEREITUNG:

1. Die Zitrone schälen, die Schale in den Mixtopf geben und **8 Sekunden/ Stufe 10** mahlen

2. Den Mohn und das Öl hinzufügen und **15 Sekunden/ Linkslauf aktiviert/ Stufe 3** mischen sodass eine homogene Masse entsteht. Der Mohn sollte nicht im Öl schwimmen.

3. Das Peeling in ein sauberes Schraubdeckelglas füllen.

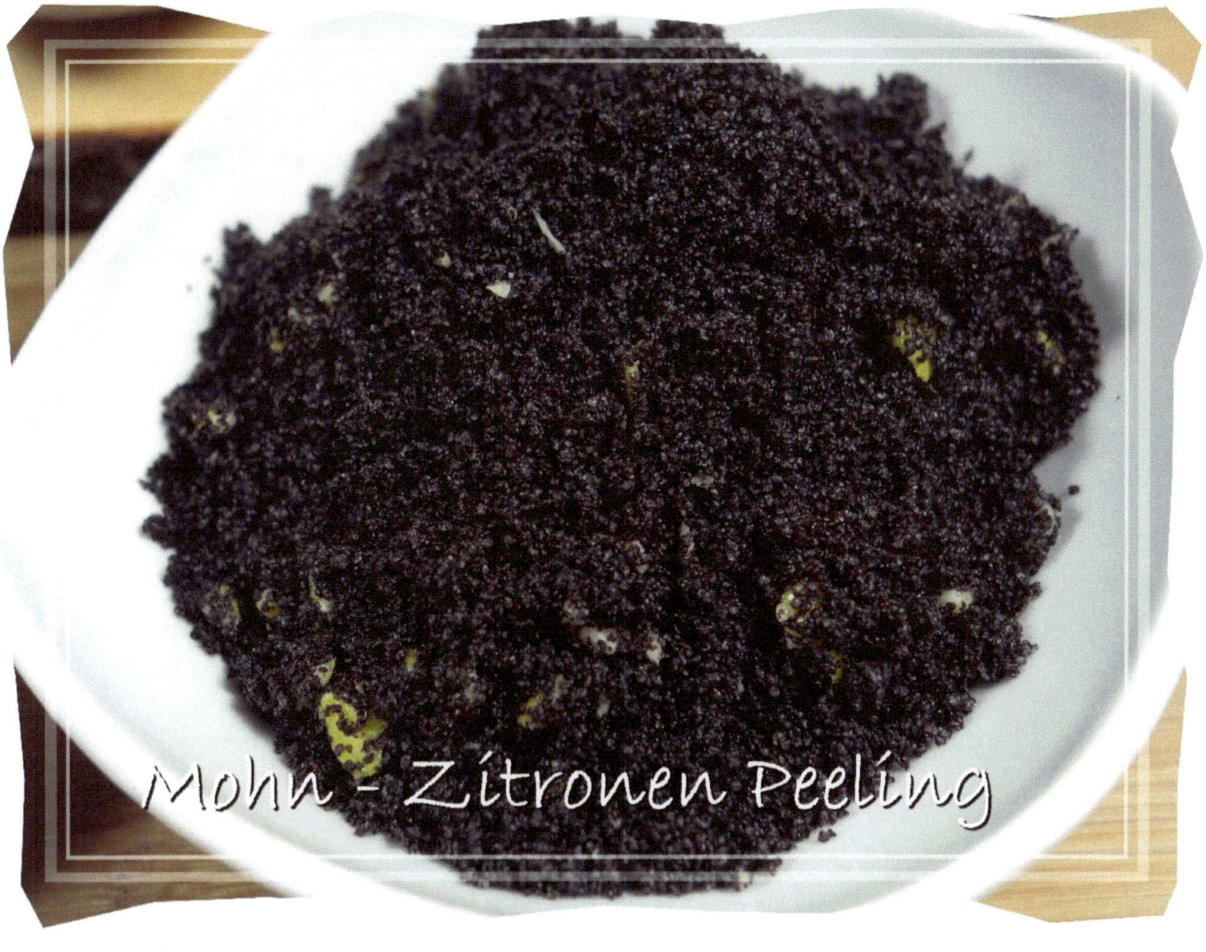

Körper Peeling 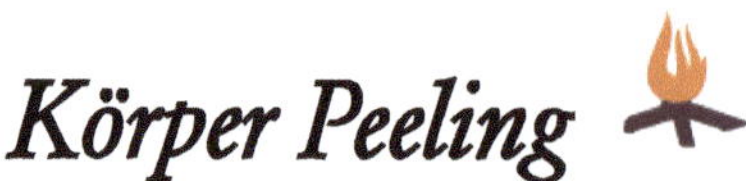

Schließen möchte ich dieses Special mit dem Rezept, dass mich zu diesem Buch inspiriert hat.

ZUTATEN:

200 g Meersalz
90g Öl (z.B Mandelöl, Olivenöl..)
10 Tropfen Aromaöl
(verwendet bitte hochwertige Öle, sonst besteht die Gefahr der Hautreizung)
1 Glas oder Gefäß eurer Wahl

ZUBEREITUNG:

1. alle Zutaten in den Mixtopf geben und für **30 Sekunden/ Linkslauf aktiviert/ Stufe 3** vermischen

2. in ein Glas füllen.

PALEOMIX TIPP:

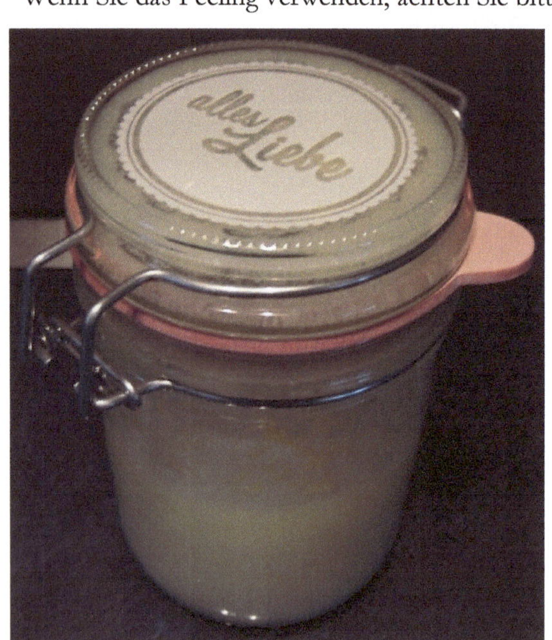

Wenn Sie das Peeling verwenden, achten Sie bitte darauf, dass kein Wasser in das Glas kommt. Vorsicht bei offenen Hautstellen – durch das Salz kann es ganz schön brennen wenn etwas in die offenen Stellen kommt.

Wenn Sie das Peeling in der Badewanne oder der Dusche verwenden, ist die Badewanne oder der Boden der Dusche danach sehr rutschig.

Bitte sparen Sie bei der Anwendung die Augenpartie aus.

Eine sehr lange Haltbarkeit kann gewährleistet werden, wenn die Peelings nur mit einem Spatel aus dem Behältnis genommen werden.

Wieder einmal zeigt sich, dass mein „paleo way of life" weder zu Ende ist, noch in welche Richtung es gehen wird…

In diesem Sinne schließe ich mit dem etwas abgeänderten Thermomix- Motto: #PIY – Paleomix It Yourself

URHEBERRECHTSHINWEIS

COPYRIGHT

HAFTUNGSAUSSCHLUSS

ANHANG, RECHTLICHES UND IMPRESSUM

Wir sind bemüht alle Angaben und Informationen in diesen Buch korrekt und aktuell zu halten. Trotzdem können Fehler und Unklarheiten leider nie vollkommen ausgeschlossen werden. Daher übernehmen wir keine Gewähr für die Richtigkeit, Aktualität, Qualität und Vollständigkeit der vorliegenden Unterlagen. Für Schäden, die durch die (Nicht-) Nutzung der bereitgestellten Informationen mittel- oder unmittelbar entstehen, haften wir nicht, so lange uns nicht grob fahrlässiges oder vorsätzliches Verschulden nachgewiesen werden kann. Für Hinweise auf Fehler oder Unklarheiten an **info@paleomix.de** sind wir Ihnen dankbar.

Alle Texte und Bilder dieses Buches sind urheberrechtlich geschütztes Material und ohne explizite Erlaubnis des Urhebers, Rechteinhabers und Herausgebers für Dritte nicht nutzbar.
Alle etwaigen, in diesem Buch genannten Markennamen und Warenzeichen sind Eigentum der rechtmäßigen Eigentümer. Sie dienen hier nur zur Beschreibung der jeweiligen Firmen, Produkte bzw. Dienstleistungen.

Gehlmann

Am Osterberg 1

31595 Steyerberg

Kontakt:

Webseite: www.paleomixx.de
E-Mail: **info@paleomix.de**

Verantwortlich für den Inhalt:

Gehlmann

Am Osterberg 1

31595 Steyerberg

info@paleomix.de

REZEPTINDEX